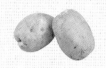
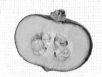

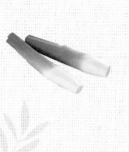
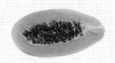

養腎
補氣

你吃對了嗎？

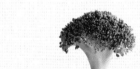
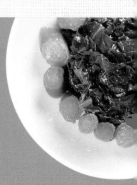

本書內容是寇醫師多年來研究的精華彙集，其內容普遍適用於一般社會大眾；但由於個人體質多少有些互異，若在參閱、採用本書的建議後仍未能獲得改善或仍有所疑慮，建議您還是向專科醫師諮詢，才能為您的健康做好最佳的把關。

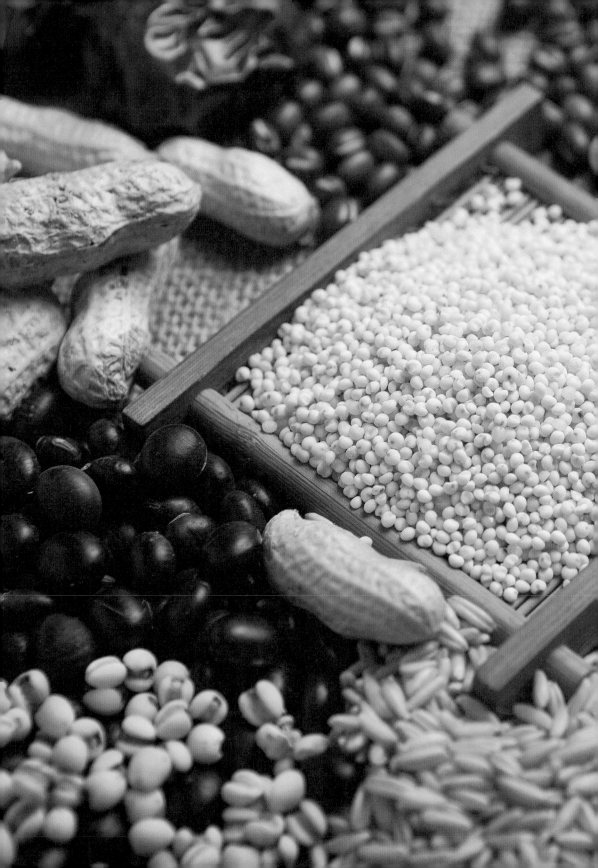

前言

　　腎是先天之本，腎虛更是百病之源。小從脫髮耳鳴，大到腎臟疾病，甚至是平時的腰酸背痛、水腫體寒，都可能是腎虛所引起。那麼，我們該怎麼做才能好好養腎，避免出現「虛症」呢？

　　飲食養腎：42種宜於養腎的健康食材，10種大補腎氣的中藥，百餘款補腎養腎的粥、湯、茶、酒、菜……一日三餐，吃對了，就能輕鬆養腎。

　　按摩養腎：湧泉穴、太溪穴、命門穴……20個養腎益腎的關鍵穴位，按摩、艾灸、藥浴、足療，按按揉揉、泡泡洗洗就能保養好腎。

　　運動養腎：踢毽子、踮腳尖、倒著走……讓你無論是坐著、躺著、走著、跳著，都能輕輕鬆鬆養好腎。

　　對症養腎：脫髮，耳鳴，水腫，便祕……針對不同的腎虛症狀，進行特別的關愛和護理，及時調理您的腎。

　　四季養腎：春、夏、秋、冬，季節不同，養腎的方法也不同，但目的相同，都是為了養出健康的腎，輕輕鬆鬆活到天年！

枸杞女貞酒

材料　枸杞子 50 克，女貞子 50 克，生晒
　　　參 20 克，低度白酒適量。

做法　將枸杞子、女貞子和生晒參放入紗
　　　布袋中，再放入白酒中密封，浸泡
　　　30 天即可服用。

吃法　每日早、晚各服 20 毫升。

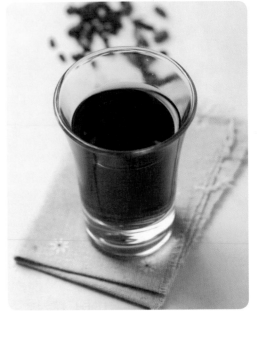

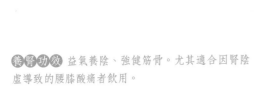 益氣養陰、強健筋骨。尤其適合因腎陰
虛導致的腰膝酸痛者飲用。

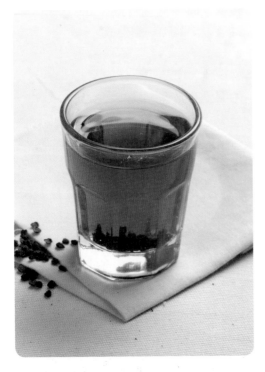

韭菜子酒

材料　韭菜子 200 克，白酒適量。

做法　將韭菜子研末，放入白酒中浸泡 7
　　　天後即成。

吃法　早晚各 1 小盅（約 15 毫升）。

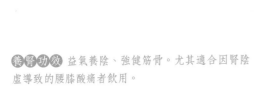 補腎壯陽，澀精固精。對腎陽虛虧的陽
痿、遺精等症療效最佳。

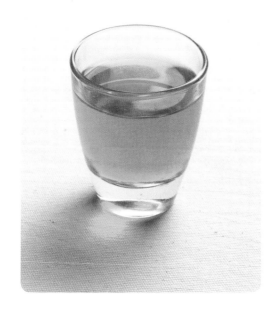

蜂花粉蜜酒

材料　蜂花粉 50 克，優質白酒、檸檬酸、
　　　蜂蜜各適量。

做法　將優質白酒 10 毫升對入開水 400 毫
　　　升加熱至約 80℃，然後將蜂花粉放
　　　入酒水中，用力攪拌，待冷卻後加
　　　入檸檬酸、蜂蜜，然後裝瓶即成。

吃法　每次飲用 20 毫升，每日 2 次。

養腎功效　滋補肝腎，潤腸通便。常食可治療肝腎
虧虛引起的眩暈耳鳴、大便鬱結。

蜂王幼蟲酒

材料　蜂王幼蟲 300 克，白酒適量。

做法　將蜂王幼蟲研碎後與白酒混合，密
　　　封浸泡 10 日即成。

吃法　每次 30 ～ 50 毫升，每日 3 次，2 週
　　　為 1 個療程。

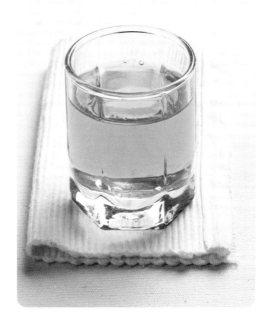

養腎功效　溫腎壯陽，增強性功能。常服可治療勃
起功能障礙、性慾減退。

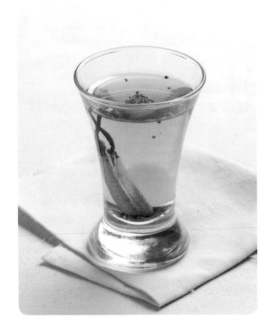

蟲草菟絲子酒

材料　冬蟲夏草 10 克，菟絲子 50 克，白
　　　酒適量。

做法　將冬蟲夏草揀雜後切段，與菟絲子
　　　同浸入白酒中，加蓋密封，每日振
　　　搖 1 次，浸泡 15 日後即成。

吃法　每次 20 毫升，每日 2 次。

養腎功效 溫腎壯陽，增強性功能。適用於久咳虛
喘、陰痿遺精、腰膝酸痛，常飲可治療勃起功能障
礙、性慾減退。

肉桂酒

材料　肉桂、炮薑、鹿茸各 15 克，楮實子
　　　（微炒）20 克，製附子、川牛膝、巴
　　　戟天、石斛各 10 克，紅棗 30 顆，
　　　白酒適量。

做法　將所有藥材搗碎，放入紗布袋中，
　　　放入白酒中密封，不時晃動，8 日後
　　　開封，過濾澄清。

吃法　每晚飲酒 1 小盅（約 15 毫升）。

養腎功效 補腎壯陽。適合於腎陽虛所致的腰痛、
遺精、陽痿等患者服用。

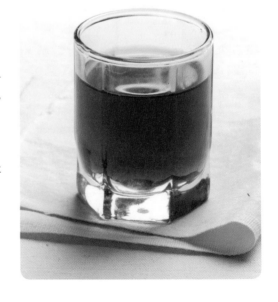

鹿鞭酒

材料　鹿鞭 2 具，白酒或米酒適量。

做法　將鹿鞭洗淨，溫水泡軟，去掉內膜，切成薄片，再放入白酒或米酒中浸泡 1 個月即成。

吃法　每次 10 ～ 15 毫升，每日 2 次。

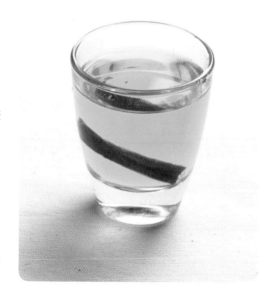

養腎功效 補腎助陽。適用於因腎陽不足導致的勃起功能障礙、早洩、體倦乏力、精神不振等症。

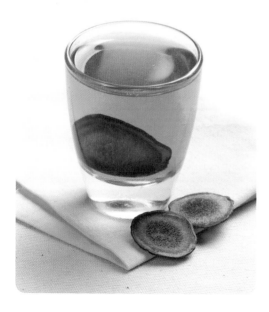

鹿茸酒

材料　鹿茸 6 克，山藥 30 克，白酒適量。

做法　將鹿茸、山藥分別切片，研成細末，裝入絹袋內，紮緊袋口，置於瓷罈中，加入白酒，密封罈口，每日振搖 1 次，浸泡 10 日以上即成。

吃法　每次 15 毫升，每日 2 次。

養腎功效 補氣壯陽，強筋益精。常服可治療勃起功能障礙、性慾減退

海馬酒

材料　海馬 1 對，白酒適量。

做法　將海馬打成粗末，加入白酒中密封，
　　　浸泡 2 週即成。

吃法　每晚飲酒 1 小盅（約 20 毫升）。

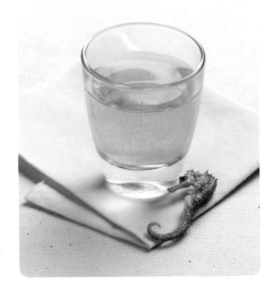

養腎功效　溫腎壯陽，活血散寒。適用於腎陽虛導
致的胃寒怕冷、陽痿早洩、尿急尿頻及跌打損傷等。

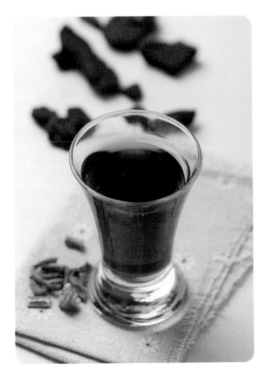

熟地何首烏丹參酒

材料　熟地黃、製何首烏、丹參各 12 克，
　　　低度白酒適量。

做法　熟地黃、製何首烏和丹參洗淨、晾
　　　乾。將熟地黃、製何首烏、丹參浸
　　　泡在低度白酒中，密封，靜置 60 天
　　　即可。

養腎功效　滋陰補腎，養血安神。對神經衰弱、失
眠健忘有輔助治療效果。

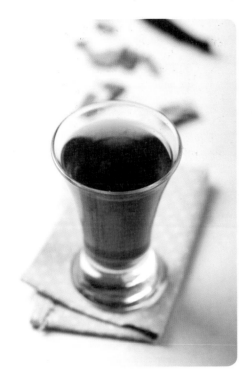

肉蓯蓉淫羊藿酒

材料　肉蓯蓉 25 克，淫羊藿 50 克，白酒
　　　適量。

做法　將肉蓯蓉和淫羊藿搗碎，放入紗布
　　　袋中，倒入白酒，密封，浸泡 10 天
　　　即可服用。

吃法　每次 20 毫升，每日 3 次。

養腎功效 補腎壯陽，強筋壯骨。適合治療腎陽虛
所致的腰痛、遺精、氣血不足之症。

首烏地黃當歸酒

材料　製首烏、熟地黃各 25 克，當歸 15
　　　克，白酒適量。

做法　將製首烏、熟地黃、當歸分別洗淨，
　　　浸於白酒中，密封，浸泡 10 ～ 15
　　　日即成。

吃法　每次 10 ～ 15 毫升，每日 2 次。

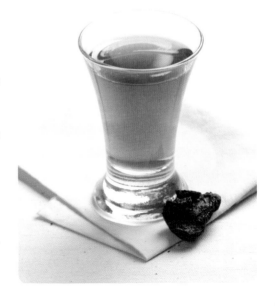

養腎功效 補腎填精。主治精血不足所致的鬚髮早
白、腰酸腿軟、遺精消渴、牙齒鬆動、筋骨無力、
倦懶食少等症。

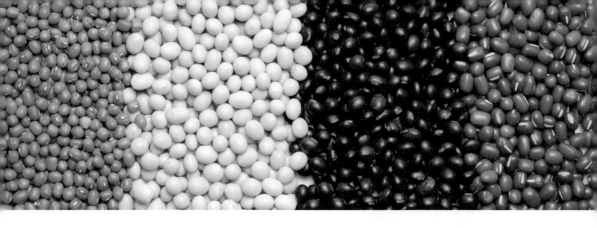

第一章　養腎就是養命

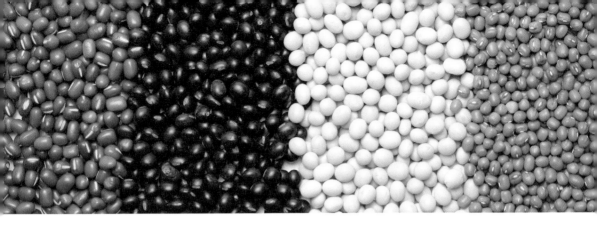

第二章　養腎食材宜忌

五穀雜糧類

蔬菜菌菇類

水果乾果類

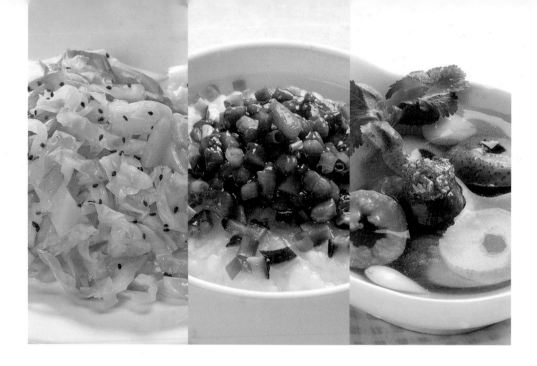

第三章　大補腎氣的中藥

第四章　對症調養腎虛症狀

第五章　最養腎的粥湯茶

第六章　四時養腎宜忌

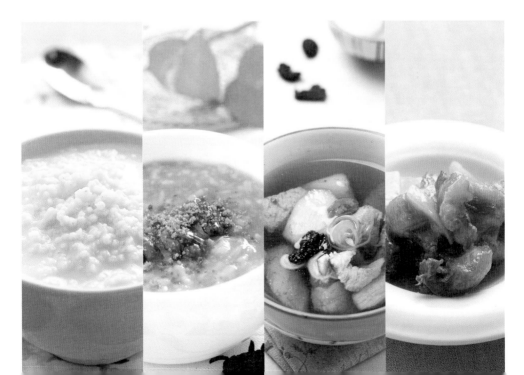

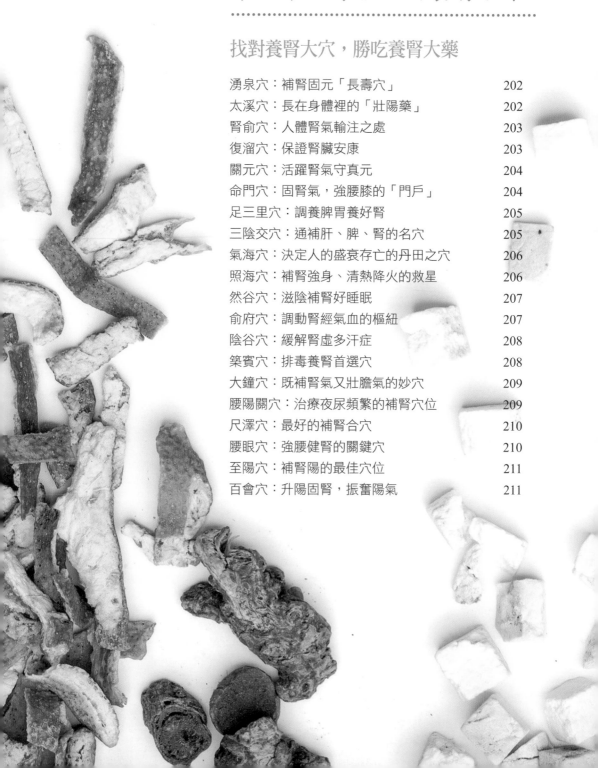

第七章　身體裡的養腎妙藥

找對養腎大穴，勝吃養腎大藥

身體按摩也是養腎大法

其他養腎方法

第八章　強腎運動這樣做

附錄：最養腎的老偏方

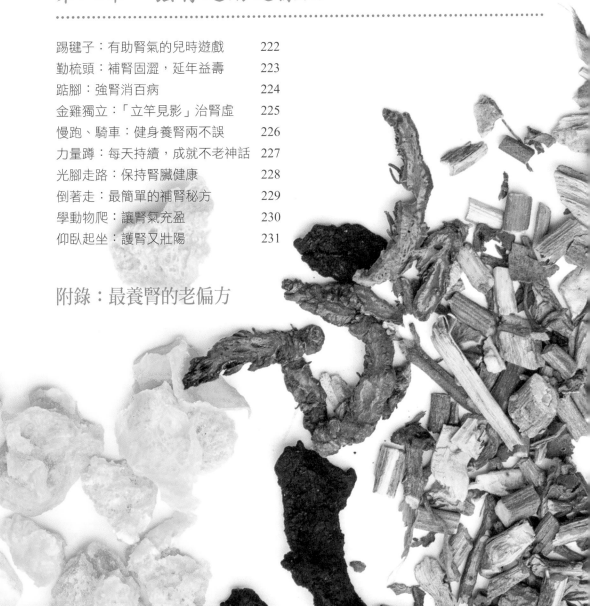

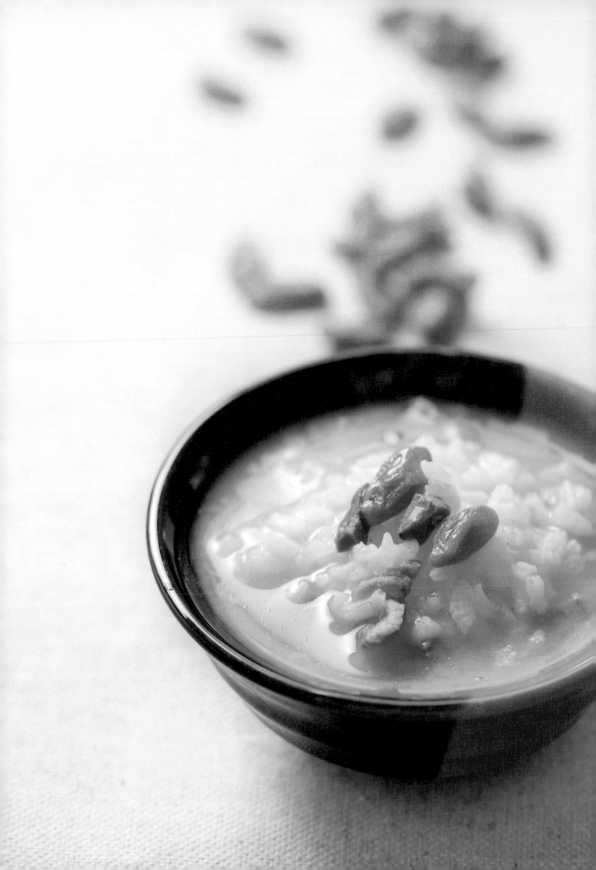

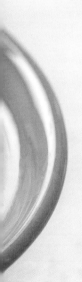

第一章

養腎就是養命

中醫的腎包含了內分泌、泌尿、生殖等功能系統，還有許多血管和神經，牽一髮而動全身，因此，養生先要養腎，養腎就是養命！

哪些人容易腎虛？

40 歲後的男性，「性福」何在？

　　隨著社會不斷發展，男性承擔的社會責任越來越大，為了事業，為了家庭，中年男性拚命地透支著健康。孰不知，健康就像雪山一樣，可能隨時崩塌。

　　年過 40 的中年男人，就像一台運轉已久的機器，若不注意保養，就會出現形寒肢冷、神疲乏力、面色白、腰膝酸痛、頭暈、耳鳴、盜汗、口乾咽燥、失眠多夢，甚至遺精或陽痿等，這就是中醫所謂的「腎虛」。

　　腎虛的男人，在外面礙於面子諱疾忌醫，在家裡又不敢面對妻子，長此以往，越來越沒有自信，婚姻也受到嚴重的影響。還有一些性發育成熟的男性，因為客觀原因而沒有正常的性伴侶，長期保持著自慰頻率過高的不良習慣，這和縱慾過度一樣都會導致腎虛。

男人補腎，重拾信心

　　中醫的腎包含了內分泌、泌尿、生殖等功能系統，還有許多血管和神經，牽一髮而動全身，腎不好就可能出現性功能障礙、弱精症等疾病，影響生育。出現這些狀況時，男性就應該給予腎足夠的關注與呵護，比如調整生活習慣和規律，避免著涼和腰部外傷，不熬夜、不久坐，多食用蝦仁、韭菜、牛肉、羊肉等益腎食物，並持續倒走、打太極等鍛鍊，積極培養廣泛的興趣愛好，改掉自慰等傷腎的不良習慣……。

　　中醫認為，性慾的旺與衰，與腎中真陽關係密切。腎陽充足，命門火旺，則性慾亢進；腎精虧損，命門火衰，性慾自然淡漠，導致性功能衰退。因此，男人只有把腎養好了，各種難言之隱才會不復存在，才能真正抬頭挺胸，重拾往日信心。

男人腎虛的表現

　　腎陽虛的表現為四肢發冷、畏寒、腰膝酸痛、頭目眩暈、精神萎靡、面色發白或黧黑、舌淡胖、舌苔白、脈沉弱、陽痿早洩、大便久洩不止等「寒」的症狀。

　　腎陰虛的表現為腰酸、燥熱、盜汗虛汗、頭暈耳鳴、心煩咽乾、咽乾顴紅、溲黃便乾、舌紅少津、脈細數等「熱」的症狀。

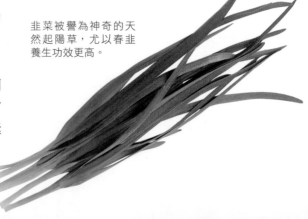

韭菜被譽為神奇的天然起陽草，尤以春韭養生功效更高。

35 歲後的女性，掉髮長斑是腎虛

女性在 35 歲以後，都會或多或少地出現腎虛症狀，如失眠多夢、潮熱、盜汗、腰酸腿疼、手腳冰涼、月經不調等。因為 35 歲後，胃和大腸的精氣就開始減弱，影響到足陽明胃經和手陽明大腸經的循行，進而導致女性的面容開始憔悴，頭髮也不如原先烏黑油亮，甚至開始出現脫髮、掉髮的情況，這些都預示著女性身體開始從鼎盛轉向衰退。

女人腎虛的表現

腎陽虛的表現為怕冷、手足冰冷、腰膝酸軟、面白或黝黑、精神不振、身體浮腫、腹瀉、白帶清稀、不孕、性慾低下等症狀。

腎陰虛的表現為皮膚搔癢、失眠多夢、腰膝酸軟、手足心熱、潮熱盜汗、頭暈耳鳴、脫髮、黑眼圈、便祕、經少甚至閉經等症狀。

30 歲後，常用手指梳頭，可以預防日後掉髮嚴重的問題。

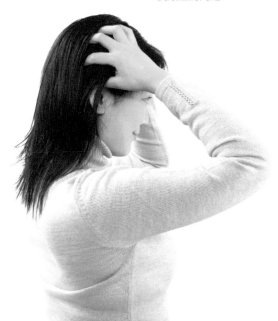

女人腎有多好，就有多年輕

愛美，是女人的天性，可是乾枯髮黃甚至白髮、暗黃灰暗的容顏、眼角細碎的魚尾紋、行蹤不定的「大姨媽」……無一不在透漏著妳的年齡，也成了每個正常女人的噩夢。

辦公室裡經常可以聽到 OL 在討論哪個牌子的化妝水保濕效果好，哪個牌子的乳液能去除皺紋，但她們實際上最迫切需要的不是簡單的化妝水和乳液，而是健康的腎。

腎藏精，精能化血。腎，其華在髮，腎中精氣足，頭髮自然烏黑油亮有光澤；腎好，造血功能旺盛，血液循環加快，促進細胞新陳代謝，氣色自然好；腎主水，排毒利尿，腎好，那些困擾女人的水桶腰、大象腿統統都會消失不見。女人髮質好，皮膚好，身材好，還怕別人看出自己的年齡嗎？只要我們能夠持續調理腎，就能確保健康，而健康就是最好的化妝，讓女性成為由內而外的裸妝女王。

面子裡子都有了，「性福」指數也不會隨著年齡的增長而降低，就可輕鬆喚醒女性的第二春。

老年人：年齡漸大腎氣漸衰

　　人的一生要經歷生、長、壯、老、死等自然生命過程，衰老是不可避免的，在這個過程中，腎的精氣是決定人體生命活動的主要條件。人體自幼年開始腎精逐年充盛，至壯年則達到頂峰，到了老年腎精也會呈現衰老的狀態。所謂「年老多腎虛」，說的就是這個道理。

老年人腎虛的表現

　　腎陽虛的表現為腰膝酸痛、手腳冰涼、陽痿、尿頻、面色發白、畏寒怕冷、自汗、小便清長、大便溏薄等。

　　腎陰虛的表現為腰膝酸軟、頭暈、失眠心煩、易脫髮或頭髮早白，還有就是容易出現耳鳴耳聾、牙齒鬆動、眼花、記憶力下降等衰老症狀。

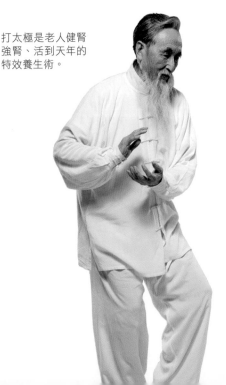

打太極是老人健腎強腎、活到天年的特效養生術。

老人健腎能長壽

　　說到老人的老態，其直接原因就是腎精不足。而老人腎精虧損的直接後果就是視力減退、聽力下降、記憶力減退，嚴重時還會出現老年痴呆。

　　因為腎是人體健康的源動力，是人體的「健康銀行」，隨著年齡增長，先天腎精都被消耗得差不多了，而後天該補養的時候又沒有得到有效的滋養，就像一座根基不穩又年久失修的房屋，很容易出現問題。

　　《黃帝內經》中有記載：「上古之人，春秋皆度百歲，而動作不衰。」其奧祕就是養腎。

　　上古之人深諳腎氣在整個生命活動中的重要作用，遵循保養真氣的養生之道，幼時及時充盈腎氣，生長期補給充足的養分，年齡大了也積極鍛鍊身體，活絡筋骨，保證血脈暢通，始終保持腎氣的充沛，從而可使腦髓充足，保持正常的思維活動，骨質健壯，避免骨質疏鬆、腰酸背痛，精固氣盛便可避免眼花耳鳴……。

　　總之，老年人若是能夠保證腎這棵生命之樹的長盛不衰，那就既可防病治病，又能健康長壽了！

經常熬夜：小心腎虛夜襲

現在熬夜的人很多，尤其是年輕人，有太多太多的理由支持他們去熬夜，如工作負擔重，需要加班完成工作；交際的需要，白天上班很難有時間，黑夜提供了難得的好機會；痴迷足球，球賽多在夜間進行；偏愛上網，看大片、玩遊戲⋯⋯。

夜夜笙歌，日日晚睡，時間長了就會出現黑眼圈、神疲乏力等健康問題，一旦陰精耗損過多，就會過勞傷腎，引起各種腎虛症狀，表現為記憶力減退、精力不足、尿頻、食慾不振、腰膝酸軟等。

久坐不動：坐出腎虛

中醫理論認為「久坐傷腎」，指的是長時間端坐不進行適當的運動，會對腎臟造成損傷。這種情況多出現於學生、白領、電腦工作者等腦力勞動者身上。由於工作性質的原因，他們需要長時間坐在電腦前，有時能一坐幾個小時，甚至一上午、一下午都以一個姿勢坐著，久而久之就會造成腎虛。這是什麼原因導致的呢？

長時間坐著不動，身體的氣血循環就會受阻，代謝物質排泄也變得緩慢，長此以往，就很容易出現腰部腫脹、痠痛、麻木、全身疲乏等症狀。這種疼痛和麻木找不到固定點，只是泛泛、綿綿地疼，而且感覺酸軟，即使調整坐姿，還會覺得難受，需要用手按著，用熱的東西外敷才能緩解。這就是最為典型的坐出來的腎虛。

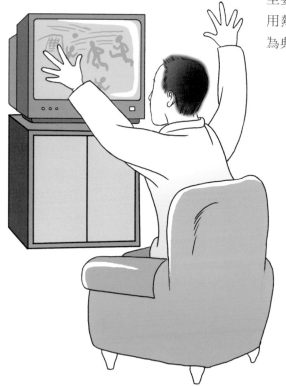

夜夜笙歌，日日晚睡，時間長了腎虛就會不請自來。

9 個傷腎的生活習慣

經常憋尿，易引起膀胱炎

　　許多年輕人一心忙事業，分分秒秒都在和時間賽跑，甚至連上洗手間的時間都沒有，有了尿意也能拖就拖；有的人則是因為工作關係，如主持人、老師等，客觀原因不允許隨意走動，時間長了就練就了「忍尿功」。這類人群很容易腎功能減退，因為經常憋尿，膀胱壓力會增加而得不到及時的緩解，時間長了肌肉群的伸縮能力就會大打折扣。排尿就是排毒，排出身體內的廢物和有害物質，尿液中通常含有大量的細菌和毒素，經常憋尿使尿液不能及時排出體外，就會導致有害物質的再吸收，很容易造成尿道感染、膀胱炎等，久而久之，肯定會波及整個腎臟。

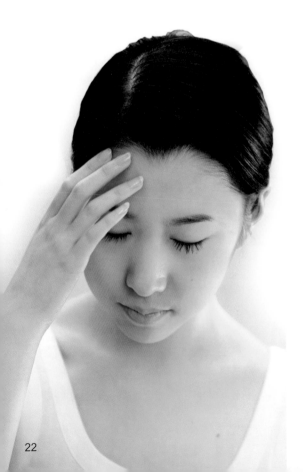

太累的時候，不妨閉上眼睛稍事休息。

過度勞累，損耗腎氣

　　正常的腦力和體力勞動是人類生活的一部分，但是超過一定限度就容易積勞成疾，因為腦力或體力的超支消耗會過度耗損我們的腎氣，腎氣被大量消耗來不及補充的時候，就會損害健康。所以一些生活壓力大，工作負擔重的青壯年，腎虛的發病率就會比較高。

濫用藥物

　　俗話說，是藥三分毒。因為任何藥物在體內的代謝都要經過腎臟的排毒，才能將廢物和有害物質及時排出體外。但是，如果長時間、大劑量地服用藥物，損傷脾胃的同時，還會給腎臟增加負擔，時間長了，就會損壞腎臟的結構和功能。

飲水過少，易患腎結石

辦公室經常會聽到某人說：「我一天下來忙得連口水都沒時間喝！」俗話說，流水不腐。人體也是一樣，水參與了體內絕大多數生理生化反應，如果水的含量過低，肯定會減緩新陳代謝的速度；更重要的是，水喝得少，尿液的生成就少，人體內不斷產生的毒素就得不到有效地淨化，廢物累積在身體內，很容易患上膀胱結石、尿道結石、腎結石等疾病，就像廢舊的下水管道得不到及時地沖洗，很容易生成各種水垢。所以，為了身體健康特別是腎臟的健康，一定要養成定時定量喝水的好習慣。

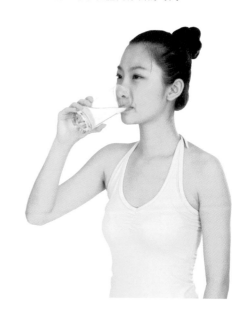

成人每天補水量應為 2,500 毫升左右，且每天要定時飲水，以便幫助腎臟新陳代謝，縮短毒素在體內停留的時間。

飲食過鹹，易損傷腎臟

嘔吐、久瀉導致人體脫水往往會帶來鉀、鈉離子的流失過度，人體內的滲透壓平衡就會被打亂，各種生命跡象紊亂，這時候通常喝點鹽水就好了，因為鹽中的鈉離子能夠調節人體的滲透壓，恢復鉀、鈉平衡。但萬事過猶不及，如果長期飲食過鹹的話，這個平衡還是會被打破，超過了腎臟的正常調節範圍，腎的過濾功能就會減弱，體內多餘的鹽和毒素不能及時被排出，又會反過來影響腎臟健康，還會導致高血壓、動脈硬化等其他疾病。所以一定要嚴格控制飲食中的鹽含量，世界衛生組織給出的標準是成年人每人每天食鹽要低於 5 克，老人、兒童遞減。

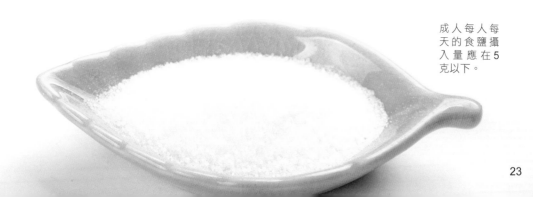

成人每人每天的食鹽攝入量應在 5 克以下。

飲食無節制，後天腎精供給不足

逢年過節暴飲暴食，心情不好藉大量甜食來調節，三餐不定時還經常吃宵夜，各種琳瑯滿目的西式速食擺上餐桌……不合理的飲食規律就是這樣養成的！飲食無節制，最易損傷脾胃，而脾胃作為後天之本，肩負著運化水穀精微的功能，脾胃失養，腎精的後天供給就不足，腎精不足，人就容易生病。所以要護腎，就要飲食規律，切勿隨心所欲，到頭來傷害的是自己的身體。

酒後喝濃茶損害腎臟功能

現代人朋友多，應酬就多，往往都喜歡喝兩杯，不勝酒力時，經常就會藉濃茶解酒，但其實這種做法會對腎帶來很大的傷害。因為酒精進入人體後要先經過肝臟氧化成有毒物質乙醛，再進一步氧化成乙酸後才能被分解成無毒的二氧化碳和水，分別經肺和腎臟排出。但是濃茶有很強的利尿作用，會加快人體的體液循環，很容易使酒精在來不及完全分解的情況下，就以有毒物質乙醛或乙酸的形式進入腎臟，對泌尿系統和生殖系統都有不同程度的損傷。

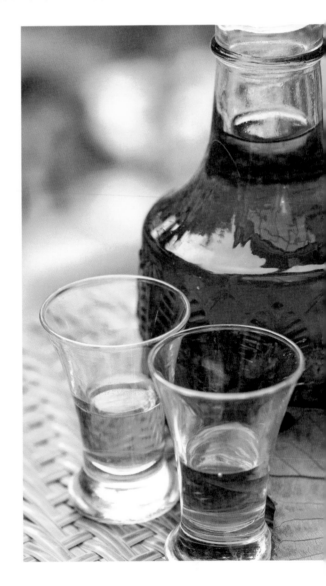

不能以濃茶解酒，但我們可以選擇其他的解酒方式：

睡前喝水，或者清晨一醒來就喝水，可以稍微緩解。

飽餐一頓可以延緩空腹的到來，酒精在胃中停留時間越長，越容易將其分解。在喝酒前吃點東西，有助於慢慢分解酒精，不過隨著酒量增多，效果會越來越差。

房事頻繁，傷腎傷神

　　古代大醫學家孫思邈曾說過：「精少則病，精盡則死。」說的就是節制性生活對養生的重要意義。年輕人信奉西方享樂主義，提倡及時行樂，直接後果就是男性出現陽痿早洩，女性月經不調或不孕不育。因為性是人體精氣神的合一，消耗的是身體寶貴的生命能量，過度縱慾就會傷及腎精，生命之本受到損傷，整個人就會出現早衰、精神不振等現象，而且房事過度會消耗大量的精神和體力，情緒過度激動也會傷腎耗心神。這些都不是隨隨便便幾碗湯、幾塊肉就能補回來的。

抽菸酗酒，腎虛不請自來

　　經常抽菸和酗酒的人，多數都會有腎虛之症。因為抽菸和酗酒都會破壞人體內的臟腑平衡，使體內的津液不調，腎精無法正常運轉，造成腎虛。

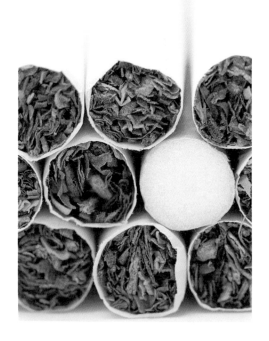

1 支香菸中的尼古丁可以毒死
1 隻小白鼠，25 克菸中的尼古丁可以毒死一頭牛。

　　《類證治裁》中提到：「肺為氣之主，腎為氣之根。」大家都知道抽菸傷肺，而肺和腎在呼吸方面是一個相輔相成的系統，肺受損勢必會導致腎陰受損，進而導致腎虛。人體攝入過量酒精易傷肝，肝腎同源，肝臟受損，腎精就得不到肝血有力的滋養，就會導致腎氣衰弱，所以酗酒也很不利於腎的健康。

　　抽菸也會影響男性的性功能。研究發現，每天抽菸超過 20 支的男性，患有勃起功能障礙的比例明顯偏高。在男性性功能障礙的患者中，抽菸者或曾經抽菸者是非抽菸者的 2 倍。這是因為菸草中的尼古丁會干擾內分泌，抑制性激素分泌，導致睪丸萎縮。

12 個腎虛信號及其應對策略

> 爬個樓梯都會氣喘如牛，走幾步路都會大汗淋漓，這都是腎不納氣所引起。

1 氣急、氣短

中醫理論認為：「腎氣足，百病除」。人體內的左腎為陽，右腎為陰。左腎司六腑之功能，右腎轄五臟之運行。腎對五臟六腑有著至關重要的溫煦、滋潤、濡養、激發等作用。一旦腎氣虛衰，身體內腎水不足，肺臟得不到滋潤，就會引起喘息氣短，呼多吸少，使人感到呼吸不暢。嚴重的還會出現呼多吸少、氣不得續、動則益甚的症狀。

參考 P156 ～ 57「氣短喘促」

簡易療法

經常騎車、進行諸如散步、做操、慢跑、打球等有氧小運動。

隔生薑以艾條溫和灸俞府穴，反覆灸至局部皮膚潮紅為止（參考 P207——俞府穴）。

推薦食療

乾薑豬腰湯（P185）、山楂栗子（P89）、炒核桃仁（P234）。

> 胖和水腫的區別在眼睛上尤為明顯。如果是全身性水腫，則下肢尤甚，按之會凹陷沒指，久久不能恢復。

2 水腫

頭面、眼瞼、四肢、腹背乃至全身水腫。中醫學認為「腎主水」，是指腎主管調節體內的水液平衡。腎氣充足，腎功能正常，則體內水液平衡；腎氣不足，腎衰竭，人體就會出現水腫等症狀。

參考 P162 ～ 63「身體水腫」

簡易療法

將花椒、桂皮各 15 克加水煎汁，對入泡腳水中泡腳，每天 1 次，每次 20 ～ 30 分鐘。

手彎到後背，食指和中指合力，點按至陽穴，力度可加強一點兒（參考 P211——至陽穴）。

推薦食療

黑豆薏仁粥（P178）、山藥扁豆蓮子湯（P182）、茯苓鯉魚湯（P131）、黃耆白米粥（P147）。

性功能減退是由腎火偏亢引起的。

3 性功能減退

無論男女，凡性功能異常，主要與腎有關，而性慾的旺與衰，與腎中真陽關係更為密切。腎陽充足，命門火旺，則性慾亢進，性生活強盛而持久；未老先衰者，尤其是年老以後，腎精虧損，命門火衰，自然也就導致性慾淡漠。性功能衰退，這也正是衰老的重要表現之一。

參考 P166 ～ 67「陽痿早洩」

簡易療法

以手指尖端在腰脊兩側肌肉、穴位上輕輕點壓，按摩腰椎（參考 P214）。

每日跳繩 3 ～ 10 分鐘，或適當進行一些體育鍛鍊，如游泳、打球、做操等。

推薦食療

鮮蝦韭菜粥（P179）、銀耳海參湯（P184）、枸杞王漿茶（P189）、薏仁蒸甲魚（P113）、酒醉豬腰絲（P153）。

長期的腰酸腿軟會讓整個人看上去沒有精氣神，甚至出現盜汗、失眠等症狀。

4 腰酸腿軟

腎氣不足會導致腰酸腿軟，行走無力，腰彎背駝。《素問·脈要精微論》記載：「腰者，腎之府，轉搖不能，腎將憊矣。」因為腰為腎之外府，為先天之本，又絡二陰，若腎精虧損、腎氣衰憊則會出現腰酸腿軟、行走無力、腰彎背駝等中年早衰及年老體衰等表現。

參考 P152 ～ 53「腰背酸痛」

簡易療法

兩腳開立，與肩同寬，腰向後伸展做伸腰的動作，並逐漸加大幅度，重複 6 ～ 8 次。

一邊倒著走，一邊用雙手按摩腰部命門、腎俞等穴位，速度不宜過快，每次 100 ～ 150 步，每天兩三次。

推薦食療

黑魚粥（P180）、首烏地黃當歸酒（P9）、山楂栗子（P89）、地黃肉桂雞（P139）。

摔倒就容易骨折，此時不僅要補骨、補鈣，更要精心調養一下腎臟。

5 腰背酸痛，易發骨折

腎能生髓，髓藏於骨腔之中，以充養骨骼，所以《素問·陰陽應像大論》記載：「腎生骨髓。」人到老年，腎氣漸耗，腎精虧虛，不能主骨生髓，勢必髓減骨枯，所以易患腰背酸痛、骨質疏鬆等症，也極易發生骨脆骨折。

參考 P152 ～ 153「腰背酸痛」

簡易療法

每天持續做 10 分鐘的力量蹲（參考 P227）或踢一會兒毽子，或者倒著走一段路，都是鍛鍊腰背的好方法。

用艾條溫和灸命門穴 5 ～ 20 分鐘，每天 1 次（參考 P204——命門穴）。

推薦食療

黑魚粥（P180）、芥菜干貝湯（P184）、蟹肉蓮藕粥（P59）、京蔥海參（P119）、海帶蠣黃炒蛋（P123）。

頂著稀疏的幾根頭髮或一頭滄桑的白髮，即便是年輕的面孔，看上去也會讓人覺得蒼老。

6 脫髮早白

頭髮花白稀疏也是腎虛的一種表現。頭髮是腎的外候，頭髮的生長狀態可反映出腎的精氣盛衰情況。腎精充足則頭髮旺盛、烏黑，有光澤，柔軟而不易折斷。腎氣虛衰、腎精不足，則會出現頭髮早白，脫髮過早，毛髮乾枯、稀疏等現象，甚至頭髮全禿。

參考 P164 ～ 65「脫髮、白髮」

簡易療法

起床和臨睡前，用手掌在頭皮上畫小圓圈，並從額頭經頭頂到後頸部，從額頭經太陽穴到後枕部，按順序揉搓頭皮，每次一兩分鐘。

勤梳頭，不但養護頭髮，還是補虛養腎的好方法（參考 P223——勤梳頭）。

推薦食療

干貝粥（P180）、芝麻綠茶飲（P186）、黑豆蓮藕雞湯（P39 / 199）、枸杞粥（P133）、黃精白米粥（P145）。

上了年紀的人，很容易把手頭上的事情忘掉，其實這也是腎虛的一種表現。

7 記憶衰退

記憶力減退，健忘痴呆。因為腎最主要的功能是藏精，主骨生髓，腦為髓之海。所以，年邁者腎精漸少，髓海空虛，腦海不滿，腦髓不能依賴腎精的充養，以致人老之後記憶力普遍減退，甚至出現老年性痴呆。

參考 P158～59「記憶力減退」

簡易療法

雙手十指分開，用指腹輕輕按壓頭皮，以微微感到發熱為宜。

大拇指指腹從上向下輕輕推按復溜穴，左右兩穴各推按 1～3 分鐘（參考 P203 頁——復溜穴）。

推薦食療

干貝粥（P180）、山藥枸杞湯（P182）、黑芝麻茶（P186）、芝麻青菜（P41）、桂圓燉烏骨雞（P101）。

聽別人說話經常反應不過來，千萬不要認為這是因為精神不集中，其實，這可能是腎虛引起的。

8 反應遲鈍

步履蹣跚，行動遲緩，反應遲鈍，這都是腎虛的表現。由於「腎藏精，腎主骨生髓」，年邁者腎虧、精虛、髓少，自然也就腰背酸楚，骨弱無力，一舉一動都顯得老態龍鍾。

簡易療法

經常按摩頭部、勤梳頭、練習金雞獨立，是延緩大腦老化，提高人體反應能力的好方法。

推薦食療

核桃紅棗芡實粥（P178）、阿膠牛奶飲（P188）、蓮子紅棗山藥粥（P55）、桑葚豬肉湯（P83）、墨魚豬腳湯（P125）、蓮子桂圓粥（P135）。

聽不清別人說什麼，或總感覺耳內鳴響，如聞蟬聲，如聽潮聲，這都有可能是腎虛所導致。

9 聽力減退、耳鳴

聽力減退，聽覺功能紊亂也是腎虛的一種表現。《靈樞·脈度篇》記載：「腎氣通於耳，腎和則耳能知五音矣。」中醫認為，腦為髓海，為腎精化生。耳為人體的聽覺器官，人的聽覺功能屬於腦而歸於腎。這就是說，耳的聽覺功能依賴腎的精氣作為物質基礎，也是中醫學「腎開竅於耳」的理論根據。

參考 P154 ～ 55「耳鳴耳聾」

簡易療法

用雙手手掌搗住耳眼，然後猛然鬆開，每天做 10 次。

食指和拇指從上到下按捏耳廓，然後由下而上按捏，直至雙耳發熱。

用拇指指腹由上及下刮太溪穴，每天早晚各 1 ～ 3 分鐘（參考 P202——太溪穴）。

推薦食療

枸杞雛鴿湯（P183）、黑芝麻桑葉蜜飲（P186）、蜂花粉蜜酒（P5）、桑葚果粥（P83）、泥鰍燉豆腐（P117）。

戴上眼鏡還要把書湊到眼前才能看清楚，這就不單單是老花眼了！

10 視力減退

視力減退，兩眼昏花，視物模糊，這同樣是腎虛的原因。中醫眼科有「瞳仁屬腎」之說。年邁者腎陰不足，腎精虧損，不能養目，故見年老眼花，視物不清，甚至會出現老年性白內障、老年性弱視等多種眼部疾病。

簡易療法

用雙手食指按揉太陽穴，先順時針方向按揉半分鐘，再逆時針方向按揉半分鐘。

看書、寫作、看電視等時間不宜過久，當眼睛疲勞時，應排除雜念、全身放鬆、閉目靜坐 3 ～ 5 分鐘。

推薦食療

枸杞葉羊腎粥（P181）、枸杞雛鴿湯（P183）、桑葚果粥（P83）、銀耳鵪蛋羹（P107）、枸杞粥（P133）。

11 肢寒畏冷

肢寒畏冷是腎陽虛的一種典型症狀，可選用鹿茸、肉桂、補骨脂、肉蓯蓉等進行飲食調理。

腎虛者，四肢不溫，一年四季手腳冰涼，冬天特別難熬。人體陽氣根源於腎，腎陽虛衰，機體失於溫煦，則形寒肢冷，時間長了會引發男性精冷不育和女性宮寒不孕。

簡易療法

用拇指指腹由上及下刮太溪穴，每天早晚各 1 ～ 3 分鐘（參考 P202——太溪穴）。

大拇指指腹從上向下輕輕推按復溜穴，左右兩穴各推按 1 ～ 3 分鐘（參考 P203——復溜穴）。

推薦食療

栗子豬肉粥（P179）、山藥扁豆蓮子湯（P182）、乾薑豬腰湯（P185）、當歸生薑羊肉煲（P93）。

12 夜尿頻多

夜尿頻繁多因腎氣不固所致，不妨吃點芡實粥、山藥粥或者白果，效果都很好。

小便頻而清，夜尿頻多甚至尿失禁。中醫認為腎藏精，氣能固腎，若腎氣不固，固攝作用就會減弱，泌尿系統就會出現小兒遺尿、成人尿頻、尿失禁等症狀。所以出現夜尿頻多（每晚大於 3 次），很可能是腎出現了問題。

參考 P172 ～ 73「頻尿」

簡易療法

兩手握拳，輕叩腰眼處，或用手捏抓腰眼處，每次 3 ～ 5 分鐘。

常用熱水袋捂暖下丹田部位，以達到溫腎壯陽、培本固原之功效。

用艾條溫和灸腰陽關穴 5 ～ 20 分鐘，每天 1 次（參考 P209——腰陽關穴）。

推薦食療

花生豌豆白米粥（P87）、鹿茸魚肚湯（P149）、枸杞炒牛鞭花（P153）、肉蓯蓉粥（P235）、薏仁酒（P235）。

冬季補腎正當時

冬季為什麼要補腎？

冬季是自然界的生物經過春生、夏長、秋收，最後進入藏的階段。在自然界的冬季，表面上看不到生機，其實是生機都潛藏起來了，所以冬季的特徵就是「藏」。

在冬季，人體的陽氣也和自然界陽氣的運動趨勢保持一致，內斂、下降，收藏於腎。

冬季對腎氣進行「藏」，一來能夠保證人體健康順利地度過嚴寒隆冬，二來也能為來年的陽氣「復甦」提供足夠的儲備。而且，寒邪易傷腎陽，因此在冬季要格外注意養腎，防止陽氣受損。

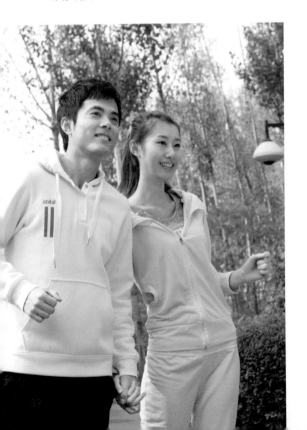

冬季補腎從這入手

加強活動

生命在於運動，冬天天氣寒冷，活動能夠增加人體熱量，促進血液循環，進而發揮強身健體、益腎健身的作用。

溫水泡腳

在寒冷的冬天，每天晚上用溫水泡腳是很好的養腎溫陽之法。溫水泡腳不僅能夠促進血液循環，還能夠增加身體熱量、強身健體、益腎延壽。

多吃黑色食物

冬季多吃黑色食物，黑豆、木耳、黑芝麻等，都是補腎強體的好食物，尤其對男性性功能不足或體弱多病者有很好的改善作用。

肉食補腎

冬季應該多吃含熱量較高的食物，比如羊肉、牛肉、雞肉等，還可以適當吃些動物腎臟，發揮以形補形的作用。

平日多運動，
健康又護腎。

冬季補腎吃什麼？

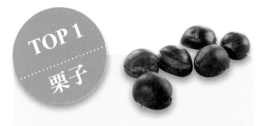
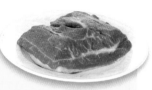

TOP 1 栗子

　　栗子有「腎之果」的稱呼，是益腎益氣的良藥，有補腎強筋、養胃健脾、活血止血的功效。冬季吃栗子，既應季、實惠又補腎。

推薦食譜

　　栗子豬肉粥（P179）、栗子燉雞塊（P89）、栗子鱔魚煲（P115）、栗子扒白菜（P171）。

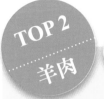

TOP 2 羊肉

　　羊肉性溫，是冬季補腎的絕佳選擇，尤以補腎陽見長，虛勞怕冷、中氣不足的人群比較適宜吃羊肉，特別是陽虛的人群。

推薦食譜

　　當歸生薑羊肉煲（P93）、洋蔥炒羊肉（P93）、鎖陽羊肉湯（P137）。

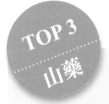
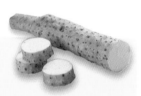

TOP 3 山藥

　　山藥有健脾益肺、強精固腎的功效，尤其是煎湯服用或調製成山藥粥，能補腎益精、固澀止遺，是冬季補腎強精的必備佳品。

推薦食譜

　　枸杞山藥蜜粥（P181）、山藥烏骨雞湯（P182）、山藥飯（P55）。

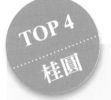
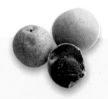

TOP 4 桂圓

　　桂圓滋陰補腎，是女性冬季的極佳補品。尤其是新鮮的桂圓，經常食用對因腎陰虛而導致的怕冷、疲勞等症狀有很好的食療效果。

推薦食譜

　　銀耳桂圓蓮子湯（P77）、參耆桂圓粥（P77）、核桃桂圓雞丁（P85）、桂圓燒鴨（P103）。

冬季補腎必備養生粥

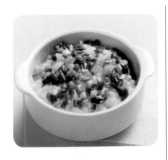

韭菜粥

材料　韭菜 50 克，白米 100 克。

做法　將白米淘淨，加清水適量煮至粥成，調入韭菜，再煮一兩沸即成。

功效　韭菜又名「壯陽草」，有補腎溫陽、調和臟腑的功效，在冬季煮粥食用，可溫腎壯陽，是冬季補腎的極佳選擇。

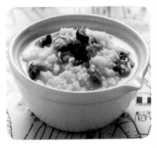

海參粥

材料　海參 50 克，白米 100 克。

做法　將海參泡發，去內腸洗淨，切碎，加水煮爛。與白米一起放入鍋中，煮成粥狀，再加適量蔥薑鹽調味。

功效　海參具有補腎益精、補益氣血的功效。煮粥食用，可輔助治療因腎虛陰虧所致的體質虛弱、腰膝酸軟等。

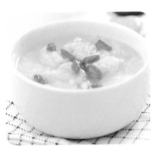

枸杞豬腰粥

材料　枸杞子 10 克，豬腰 1 個，白米 100 克。

做法　將豬腰去筋膜洗淨，切細絲，與枸杞子、白米一起煮成粥，再加蔥薑鹽調味即可。

功效　此粥益腎陰、補腎陽，適用於因腎虛勞損、陰陽俱虧所致的腰脊疼痛、腰膝酸軟、腿足痿弱、頭暈耳鳴等症。

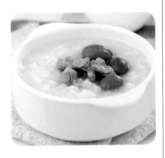

核桃仁紅棗粥

材料　核桃仁 50 克，白米 100 克，紅棗 10 克。

做法　將核桃仁碾碎成粉末，紅棗去核切碎，與白米一併煮成粥，每日服食一次。

功效　此粥補腎溫肺、潤腸通便，適用於因腎虛引起的腰痛、腳弱，或虛寒咳喘及便祕者。

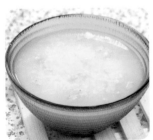

核桃粥

材料　核桃仁 20 克，白米 150 克。

做法　將核桃仁洗淨搗碎，與白米一起放入鍋中，大火煮沸，改小火熬煮成粥。

功效　此粥潤肺止咳、補腎固精、潤腸通便，是冬季補腎的佳品，但有痰火、積熱或腹瀉者忌食。

芡實粥

材料　芡實 30 克，白米 100 克。

做法　芡實和白米淘洗乾淨，一起放入鍋中，加水大火煮沸，
　　　改用小火熬煮成粥。

功效　芡實止渴益腎，煮粥食用，能固腎澀精、健脾止瀉，尤
　　　其適合中老年人作為冬季補腎的粥品。

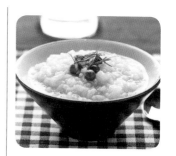

山藥栗子粥

材料　山藥 15 克，栗子 50 克，紅棗 4 顆，白米 100 克。

做法　栗子去殼切碎，山藥去皮切小塊，紅棗去核切碎，與白
　　　米一起熬煮成粥。

功效　山藥、栗子都是補腎的佳品，與補血益氣的紅棗搭配，
　　　是脾腎氣虛者冬季補養的不二選擇。

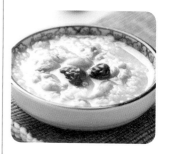

生薑紅棗粥

材料　生薑 8 克，白米 100 克，紅棗 3 顆。

做法　生薑洗淨切碎，紅棗去核切碎，與白米一起熬煮成粥。

功效　此粥溫胃散寒、溫肺化痰，非常適合在寒冷的冬季服
　　　用，但陰虛者和孕婦慎食。

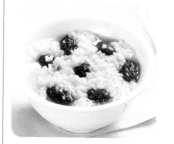

紅蘿蔔粥

材料　新鮮紅蘿蔔 50 克、白米 100 克。

做法　紅蘿蔔切成小片，與白米一起入鍋，大火煮沸，再用小
　　　火慢慢熬成粥。

功效　此粥健胃補脾、助消化、明目潤膚，在冬季服用，不但
　　　可補腎氣，還能養護肌膚。

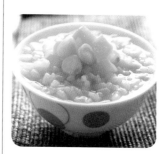

黑豆枸杞粥

材料　黑豆、白米各 50 克，枸杞子 5 克，紅棗 5 顆。

做法　鍋中加適量的水，再倒入所有材料，用大火煮沸後，改
　　　用小火熬熟即可。每日早晚服食，可長期食用。

功效　黑豆有補腎強身、滋陰明目的功效，與枸杞子、紅棗搭
　　　配，適用於中老年人肝腎陰虛、視物模糊、腰酸腿軟
　　　等症。

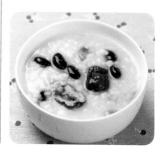

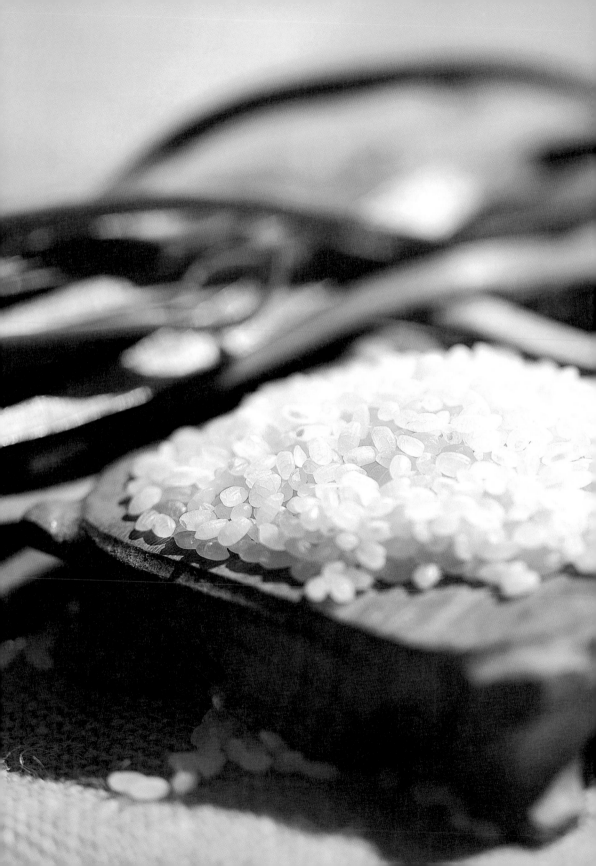

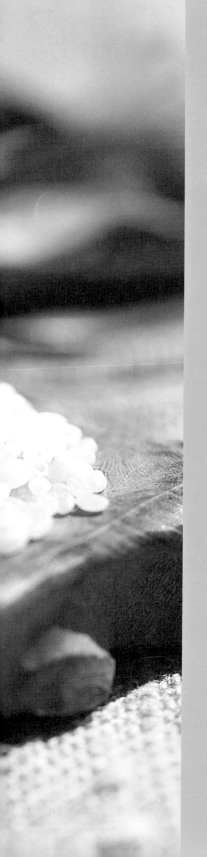

第二章

養腎食材宜忌

中醫認為，黑色入腎，有養腎效果，所以養腎以黑色食物為主，諸如黑豆、黑米、黑芝麻等，都是益氣養血、滋陰補腎、健脾補虛的首選食材。

五穀雜糧類

黑豆

每日 10 ~ 30 克，建議煮粥、燉湯、打豆漿

性味歸經

性：平　味：甘　歸經：脾、腎經

養腎功效

中醫認為，黑色入腎，有養腎效果，黑豆其色似腎的本色，又像腎的形狀，一直被作為養腎佳品，有「腎之穀」的美譽。黑豆不僅有滋陰養腎功效，還能消腫下氣、健脾利水、活血解毒，對女性月經不調、閉經等症也有很好的改善作用。

食用宜忌

😊 **帶皮食用**

黑豆豆皮為黑色，黑色入腎，且含有豐富的花青素，有較強的抗氧化效果，因此宜帶皮食用。

😕 **炒後食用**

黑豆炒熟後性熱，食用後容易上火，進而影響腎臟功能，而且傷脾胃，體質虛弱的人不要吃。

搭配宜忌

😊 **黑豆＋核桃**

核桃有健腦潤膚、溫陽補腎等功效，與黑豆搭配食用，可溫陽暖腎，男性食用最佳。

😊 **黑豆＋紅棗**

紅棗補中益氣又補血，與養腎補氣的黑豆搭配，最宜女性養腎、補氣、補血。

😕 **黑豆＋中藥**

黑豆與人參、厚朴等中藥同食會降低藥效。

人群宜忌

😊 適合女性朋友經常食用，尤其是體虛多汗、腰膝酸軟、白髮早生、月經不調、產後中風者。

😕 黑豆不易消化，脾虛腹脹、消化不良者不宜多食，小兒也不宜多食。

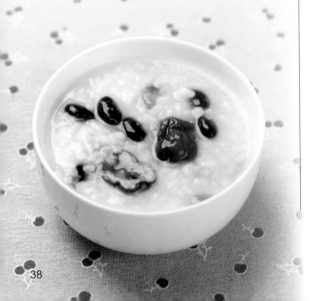

來碗黑豆紅棗粥，可養腎補血。

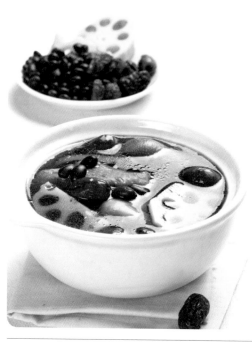

黑豆蓮藕雞湯

材料 黑豆 50 克，蓮藕 500 克，老母雞 1
    隻（約 1,500 克），紅棗 4 顆，蔥段、
    薑片、料酒、白糖、鹽各適量。

做法 ❶ 黑豆淘洗乾淨，浸泡 4 小時後撈
    出瀝乾水分。❷ 蓮藕洗淨切片，老
    母雞洗淨斬塊，將鹽以外的所有材
    料放入鍋中。❸ 湯鍋上火，加適量
    清水煮沸，改用中火燉約 3 小時，
    加鹽調味即可。

養腎功效 老母雞溫中益氣，搭配黑豆燉湯，養腎
效果非常明顯。

黑豆小米粥

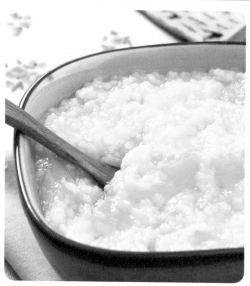

材料 黑豆 50 克，小米 100 克。

做法 ❶ 黑豆洗淨，放入清水中浸泡過夜，
    次日淘洗乾淨。❷ 小米淘洗乾淨，
    與浸泡好的黑豆同入砂鍋中，加足
    水量，大火煮沸後，用小火慢煮至
    黑豆爛熟即可。

養腎功效 小米安眠益腎，與同樣有養腎功效的黑
豆搭配，可防治因腎虛導致的眩暈耳鳴之症。

最養腎的一日三餐

早餐　黑豆小米粥＋芝麻青菜（P41）

午餐　米飯＋韭菜炒核桃仁（P63）

晚餐　羊肉包＋黑豆蓮藕雞湯

黑芝麻

每日 10 ~ 20 克，建議做米糊、磨粉、作豆漿配料、榨油、煲湯、煮粥

性味歸經

性：平　味：甘　歸經：肝、腎經

養腎功效

黑芝麻色黑，入腎臟，為滋補強壯之品，有滋補腎肝、養血明目、潤腸通便等功效，最宜於腰酸腿軟、頭昏耳鳴、髮枯髮落及大便燥結等人群食用。唐代藥王孫思邈則認為，人活到 40 歲以後，常食蒸晒多次的黑芝麻可以滋腎、健身、健腦、駐顏、長壽。

食用宜忌

☺ **碾碎食用**

黑芝麻硬的外皮營養很豐富，食用時宜將其碾碎，如此更利於營養的吸收，養腎補腎效果也更好。

☹ **潮濕油膩**

黑芝麻以色澤均勻、粒大飽滿、乾燥味香者為佳，若表面潮濕油膩且伴有腐油味者，則不宜食用。

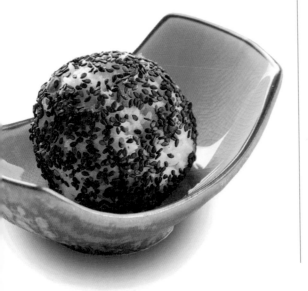

搭配宜忌

☺ **黑芝麻＋蜂蜜**

蜂蜜所含的單糖不需消化就可被人體吸收，與芝麻搭配，有補腎益精、潤肺烏髮的功效。

☺ **黑芝麻＋核桃**

黑芝麻和核桃仁都有潤腸通便的作用，二者搭配對於腎陰虛引起的便祕有顯著療效。

☺ **芝麻＋白米**

黑芝麻可滋陰補腎；白米和五臟、通血脈；二者搭配食用可以滋陰補腎、烏髮養顏。

人群宜忌

☺ 肝腎不足所致的眩暈、眼花者，產婦乳汁缺乏者，髮枯、髮白者宜食用。經常食用黑芝麻還有養顏潤膚的功效。黑芝麻富含豐富的維他命 E，抗氧化效果明顯，建議女性經常食用。

☹ 芝麻含油脂較多，可潤腸通便，凡大便溏洩、陽痿滑精、白帶淋下諸症者不宜食。

黑芝麻核桃粥

材料　核桃仁、黑芝麻各30克，白米100克。

做法　❶ 核桃仁、黑芝麻入鍋中炒香，取出；核桃壓碎。❷ 白米洗淨，加水適量，放入砂鍋中大火燒開，改小火熬煮。❸ 待米粥黏稠時，放入核桃碎和黑芝麻，攪拌均勻，略煮即可。

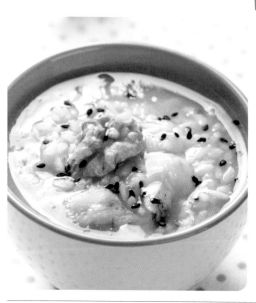

養腎功效 黑芝麻補肝腎，益精血，潤腸燥；核桃仁補腎溫肺；白米補中益氣。三者搭配溫補作用更強，可用於陰陽兩虛引起的頭暈眼花，腸燥便祕。

芝麻青菜

材料　黑芝麻20克，青菜350克，鹽、食用油各適量。

做法　❶ 將黑芝麻去雜，淘洗乾淨，放入鍋內，用小火炒至髮香，出鍋晾涼後碾成粉末。❷ 青菜去黃葉、根，洗淨，瀝乾水分，切段。❸ 炒鍋置火上，放食用油燒熱，投入青菜段煸炒至半熟，加入鹽，用大火炒熟，起鍋裝盤，撒上黑芝麻粉即成。

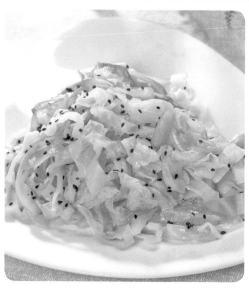

養腎功效 養腎潤膚，養陰防燥。常食可補腎護腎，促使智力開發，防治記憶力減退，對兼有頭髮早白早落、大便鬱結者尤為適宜。

最養腎的一日三餐

早餐　黑芝麻核桃粥＋涼拌萵苣（P65）

午餐　米飯＋芝麻青菜

晚餐　米飯＋腰果綠花椰菜（P67）＋泥鰍瘦肉湯（P117）

黑米

每日 50 克，建議煮粥、做羹、蒸飯

性味歸經

性 溫 味：甘 歸經：脾、胃經

養腎功效

黑米是一種藥食兩用的穀物，屬於糯米類，被譽為滋陰補腎的「神米」。黑米具有益氣養血、滋陰補腎、健脾補虛的功效，對腎陰虛、腎陽虛、陰陽兩虛患者出現的腎虛白髮、腰膝酸軟、夜盲、耳鳴等症狀療效甚佳。

食用宜忌

🙂 **充分浸泡**

黑米種皮堅硬，不易煮爛，而且其優質營養大多存在於種皮中，煮前浸泡一夜，可使其營養成分充分溶出，更利於其發揮養腎功效。

🙁 **食用過多**

黑米外部有堅韌的種皮包裹，且種皮粗糯堅韌，多食易引起消化不良、腹脹或急性腹瀉，因此不宜食用過多。

搭配宜忌

🙂 **黑米＋白米**

黑米與白米搭配，有開胃補虛、健脾明目的作用，適用於鬚髮早白、產後體虛者。

🙂 **黑米＋牛奶**

黑米滋陰養腎，牛奶益氣養血、補鈣壯骨。二者搭配可以強壯筋骨，適合腎虛導致的腰膝酸軟患者食用。

🙂 **黑米＋栗子**

栗子含有大量澱粉、蛋白質、維他命 B 群，與黑米搭配，可補腎壯陽，對腎虛患者有很好的療效。

人群宜忌

🙂 肝腎不足所致的眩暈、眼花者，產婦乳汁缺乏者，髮枯、髮白者宜食用。

🙁 脾胃虛弱的人以及老年人、兒童不宜食用。

白米可為人體提供必需的營養和能量，搭配黑米則有補虛養腎的功效。

黑米蓮子粥

材料　黑米 100 克，糯米 30 克，蓮子 15 克，冰糖適量。

做法　❶ 黑米、糯米、蓮子分別洗淨；黑米放入水中浸泡 2 小時。❷ 將黑米、糯米、蓮子一起放入鍋中，加適量清水，大火煮沸後，加入適量冰糖。❸ 轉小火熬煮至米熟即可。

養腎功效　黑米、糯米都有健脾暖胃、補腎的功效；蓮子有鎮靜、強心、抗衰老等作用。三者搭配可補中益氣，安神益智。適合腎陽虛引起的失眠患者食用。

黑米紅棗飯

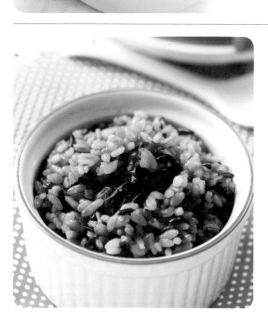

材料　黑米 30 克，白米 50 克，紅棗 3 ～ 5 顆。

做法　❶ 黑米、白米、紅棗分別洗淨；黑米用水浸泡 2 小時。❷ 黑米連同泡黑米的水，加白米、紅棗一起放入電飯鍋中，煮飯。❸ 蒸飯鍵跳起後，取出食用即可。

養腎功效　黑米有滋陰補腎、清肝潤腸的功效；紅棗可補血、補氣。兩者搭配可益氣補血，輔助治療腎陽虛引起的腰膝酸軟等症。

最養腎的一日三餐

早餐　黑米蓮子粥＋酒醉豬腰絲（P153）

午餐　黑米紅棗飯＋蓮藕燉豬排（P59）＋茼蒿炒蛋（P61）

晚餐　銀耳雪梨粥（P72）＋絲瓜炒牡蠣（P123）

小米

每日 50 克，建議煮粥、做飯、做糕點、磨粉

性味歸經

性：涼　味：甘、鹹　歸經：腎、脾、胃經

養腎功效

小米中含有豐富的營養物質，煮粥食用時，小米粥上一層「米油」可滋養腎氣、清熱利便。對腎陰虛導致的躁熱消渴、瀉痢、脾胃虛弱有良好的緩解作用。

食用宜忌

 搭配食用

小米的胺基酸組成中，離胺酸過低而白胺酸過高，應注意搭配諸如紅糖、豬心、白米等一起食用，補腎效果更好。

 烹製時加醋

醋會破壞小米中的營養成分 —— 類胡蘿蔔素，因此在小米的烹製中應避免加醋。

搭配宜忌

 小米＋紅糖

小米養腎陰、補虛損；紅糖補腎陽、暖脾胃。二者搭配食用，可補虛補血，適合陰陽兩虛之人特別是產婦食用。

 小米＋豬心

小米滋陰補腎，豬心養心安神。二者搭配食用可治療腎陰虛導致的五心煩熱、失眠等症狀。

 小米＋杏仁

杏仁潤肺化痰，小米健脾和胃，但二者同食容易使人嘔吐、洩瀉。

人群宜忌

 腎陰虛、腎氣不足、腎精不足者宜食用，老人、病人、產婦最宜食用。

 糖尿病患者及氣滯者不宜食用，腎陽虛者不宜多用。

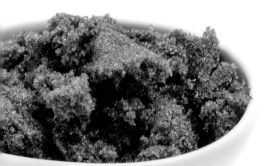

小米和紅糖搭配可補虛補血，尤其適合產婦食用。

紅薯二米粥

材料　小米、白米各 50 克，紅薯 100 克。

做法　❶ 小米、白米分別淘洗乾淨；紅薯洗淨，去皮，切片或塊。❷ 白米、小米放入鍋中，加適量清水，大火燒開，改小火煮 20 分鐘。❸ 放入紅薯塊，燒開後，改小火煮至紅薯熟爛即可。

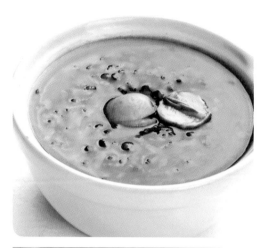

養腎功效 小米益腎和胃；白米含有豐富的胺基酸；紅薯含有豐富膳食纖維，可刺激腸胃蠕動。三者一起煮粥可以緩解腎陰虛引起的便祕。

小米南瓜餅

材料　小米、南瓜各 100 克，麵粉 200 克，發酵粉、蜂蜜、油各適量。

做法　❶ 小米洗淨，入鍋蒸 20 分鐘；南瓜洗淨，去皮切塊，入鍋蒸熟；蒸熟的小米和南瓜壓成糊。❷ 麵粉中加發酵粉，拌勻。放小米糊和南瓜糊，調入適量蜂蜜和水，揉成麵糰，醒 20 分鐘。把麵糰分成大小合適的劑子，桿成餅。❸ 鍋置火上，倒適量油燒至五成熱，放入餅，煎至餅熟即可。

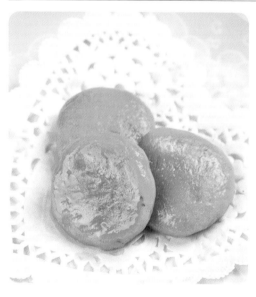

養腎功效 小米益腎和胃、滋陰清熱，南瓜潤肺益氣、滋陰潤燥，配上蜂蜜，製成小米南瓜餅，適合因腎陰虛引起的腸燥便祕患者食用。

最養腎的一日三餐

早餐　紅薯二米粥＋韭菜炒蛋（P63）

午餐　米飯＋核桃桂圓雞丁（P85）＋香菇油菜（P69）

晚餐　小米南瓜餅＋杜仲腰花（P99）＋草菇綠花椰菜湯（P67）

蠶豆

每日 40 克，建議炒食、煮食

性味歸經

性：平　味：甘、微辛　歸經：脾、胃經

養腎功效

蠶豆含有豐富的蛋白質、維他命，能提高人體免疫力。中醫認為，蠶豆有補中益氣、健脾益胃、澀精止帶、補腎明目等功效，對中氣不足、倦怠少食、婦女帶下等症有很好的食療效果。蠶豆還有利尿的功效，因腎虛引起的水腫患者宜食。

食用宜忌

🙂 帶皮清煮

新鮮的嫩蠶豆帶皮清煮，味道清淡，方便易做，可作零食或涼菜食用，是養腎護腎的佳品。

🙁 食用生蠶豆

蠶豆不可生吃，應將生蠶豆多次浸泡焯水後再進行烹製，食用時一定要煮熟。

搭配宜忌

🙂 蠶豆＋韭菜

蠶豆和韭菜都是養腎護腎的佳品，且二者都含有豐富的蛋白質及膳食纖維，搭配食用能益腎壯陽、幫助消化、消除腹脹。

🙂 蠶豆＋雪裡蕻

蠶豆清熱利尿、補脾益腎，雪裡蕻潤肺祛痰、益氣安神，兩者搭配不但營養豐富，還可養腎益氣。

🙁 蠶豆＋牡蠣

蠶豆富含膳食纖維，而牡蠣中的鋅含量很高，當二者相遇時，會使人體對鋅的吸收量大大減少。

人群宜忌

🙂 適合老年人、腦力工作者。

🙁 消化功能不好、慢性結腸炎的患者不宜食用，發生過蠶豆過敏者忌食。

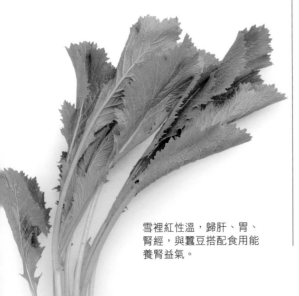

雪裡紅性溫，歸肝、胃、腎經，與蠶豆搭配食用能養腎益氣。

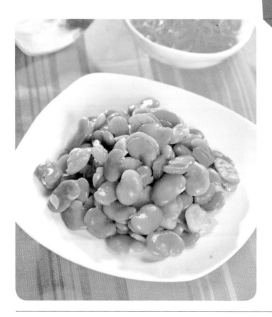

養腎靠食療

清炒蠶豆

材料　蠶豆 300 克，紅彩椒 1 顆，蔥、食
　　　用油、鹽各適量。

做法　❶ 蔥切末；鍋置火上，倒入適量食
　　　用油，燒至八成熱時，放入蔥末。
　　　❷ 放入蠶豆，大火翻炒，加水燜
　　　煮，水量與蠶豆持平。❸ 煮至蠶豆
　　　表皮裂開後，放入切好的彩椒丁拌
　　　炒勻，熟後加鹽調味即可。

養腎功效 新鮮蠶豆補腎明目、健腦益智，與雞蛋
炒食，是腦力工作者養腎補腦的佳選。

牛肉蠶豆湯

材料　牛肉 250 克，新鮮蠶豆 400 克，香
　　　油、鹽各適量。

做法　❶ 新鮮蠶豆剝去外衣，洗淨後淘洗
　　　幾遍，備用。❷ 將瘦牛肉洗淨，切
　　　塊，同鮮蠶豆一同放入鍋中。❸ 加
　　　水適量，煨燉熟爛，加鹽、香油調
　　　味即成。

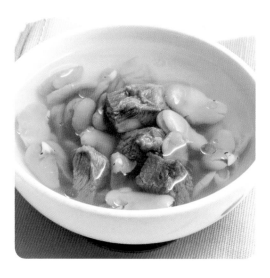

養腎功效 道湯品清熱利濕、益氣強筋、補腎利水，
適用於貧血、單純性消瘦症或與腎臟有關的病症，
如前列腺炎、泌尿系統感染等。

最養腎的一日三餐

早餐　紅薯白米粥（P171）＋涼拌萵苣（P65）

午餐　米飯＋栗子扒白菜（P171）＋牛肉蠶豆湯

晚餐　米飯＋清炒蠶豆＋洋蔥炒羊肉（P93）

紅小豆

每日 50 克，建議煮粥、煲湯、做米糊、做豆沙

性味歸經

性：平　味：甘、酸　歸經：心、小腸經

養腎功效

紅小豆中含有大量的蛋白質，常食有助於增強人體自身的免疫功能，提高身體的抵抗力。中醫則認為，紅小豆有利濕消腫、健脾補腎、溫陽活血的功效，對腎臟疾病引起的水腫有很好的食療作用。

食用宜忌

☺ **煮湯飲服**

紅小豆煮湯飲服，利水消腫效果最佳，可用於治療腎臟、心臟、肝臟、營養不良、炎症等多種原因引起的水腫。但不可長期大量服用。

☹ **誤服相思子**

中藥另有一種紅黑豆，是廣東產的相思子，特點是半粒紅半粒黑，請注意鑑別，切勿誤食。

桑白皮具有通利小便的功效，與 小豆搭配，有利于腎臟排毒。

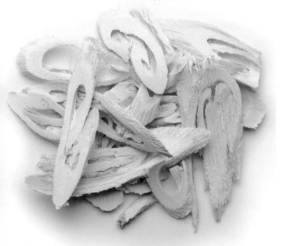

搭配宜忌

☺ **紅小豆＋醋＋米酒**

紅小豆利水，醋和米酒有活氣養血的功效，三者搭配，可消腫養血，滋陰補腎。

☺ **紅小豆＋桑白皮**

紅小豆和桑白皮都有利尿消腫的作用，適合腎炎引起的水腫患者食用。

☹ **紅小豆＋羊肉**

羊肉有溫補身體的功效，而紅小豆偏涼性，易使羊肉的溫補功效降低，所以兩者不宜同食。

人群宜忌

☺ 腎炎併發水腫者及腎陽虛、腎氣不固者宜經常食用。

☹ 紅小豆中的豆類纖維在腸道易發生脹氣現象，所以腸胃較弱的人應少食。膀胱炎、腎陰虛患者忌食。

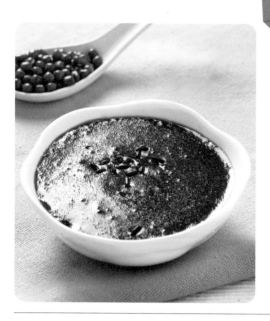

紅小豆栗子黑米糊

材料　黑米、紅小豆各 50 克，栗子 80 克，白糖適量。

做法　❶ 黑米、紅小豆分別洗淨，浸泡 2 小時；紅小豆放入鍋中，加水，煮熟。❷栗子洗淨，放入鍋中煮熟，撈出，去殼，剝出栗子肉，切碎。❸ 把黑米、栗子，以及紅小豆連同煮紅小豆的水一起放入豆漿機中，按下「米糊」鍵。❹食用前，調入適量白糖即可。

養腎功效 紅小豆有利濕消腫、健脾補腎的功效；黑米有健脾補腎、滋陰補虛的作用；栗子有補腎健脾、強身壯骨的功效。三者搭配可健脾暖胃、補腎、強身健骨。適合陰陽兩虛和腎氣不足患者食用。

高粱米紅小豆粥

材料　高粱米 100 克，紅小豆 50 克。

做法　❶ 高粱米、紅小豆分別洗淨，浸泡一兩個小時。❷將高粱米和紅小豆一同放入鍋中，加適量清水，大火煮沸後，改小火熬煮。❸ 熬至米熟豆爛粥成，盛出食用。可加少許香菜葉點綴。

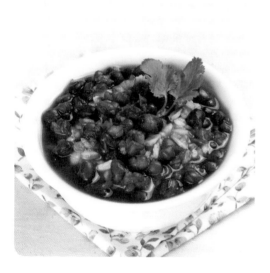

養腎功效 高粱有和胃、消積、澀腸胃、涼血解毒的作用；紅小豆有潤腸通便、利尿的作用。兩者搭配煮粥可緩解消化不良，適合腎病導致的腸胃不適患者食用。

最養腎的一日三餐

早餐　高粱米紅小豆粥＋香椿苗拌核桃仁（P165）

午餐　米飯＋栗子鱔魚煲（P115）＋茼蒿木耳炒肉（P71）

晚餐　紅小豆栗子黑米糊＋香蕉煎餅（P171）＋茼蒿炒蛋（P61）

芡實

每日 50 克，建議煮粥、煲湯、做餅、製糕點

性味歸經

性：平　味：甘　歸經：脾、腎經

養腎功效

《本草綱目》認為，芡實能「止渴益腎」。《隨息居飲食譜》記載，芡實能「補氣、益腎、固精，耐飢渴，治二便不禁，強腰膝，止崩淋帶濁」。這些都說明芡實可滋陰填精、收斂固攝，具有良好的養腎功效，且具有「補而不峻」、「防燥不膩」的特點。

食用宜忌

😊 **慢火燉爛**

食用芡實時，宜慢火燉熟爛後細嚼慢嚥，長期堅持食用，這樣才能發揮補養身體、固澀填精的效果。

😞 **不宜多食**

芡實雖為藥食兩用的滋補佳品，但不宜多食，每日以 50 克以內為佳。

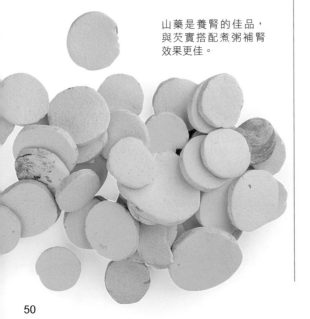

山藥是養腎的佳品，與芡實搭配煮粥補腎效果更佳。

搭配宜忌

😊 **芡實＋豬瘦肉**

芡實補腎填精，豬瘦肉補中益氣，二者同燉，對解除神經痛、頭痛、關節痛、腰腿痛有十分明顯的作用。

😊 **芡實＋紅糖**

芡實補腎填精，紅糖和中助脾、緩肝氣，二者搭配製作成飲品，適合於腎精不固導致的遺精。

😊 **芡實＋山藥**

山藥滋精固腎從容有力，芡實不但止精，亦能生精，芡實山藥粥是公認的補益腎精的絕佳選擇。

人群宜忌

😊 對幼兒、少年、中老年人尤為適宜，能益氣強志，聰耳明目，輕身耐老。

😞 芡實有較強的收斂作用，大小便不利者，尿赤者，食滯不化者，氣鬱痞脹及產後者皆忌服。

蓮子芡實豬肉湯

材料　芡實、蓮子各 50 克，豬瘦肉 200 克，鹽適量。

做法　❶ 豬瘦肉洗淨，切塊，入沸水中焯 3 ～ 5 分鐘，撈出，沖去血沫。❷ 芡實、蓮子分別洗淨。鍋中加水，放入豬瘦肉、蓮子、芡實。❸ 大火煮沸，轉小火煮至熟爛，調入鹽即可食用。

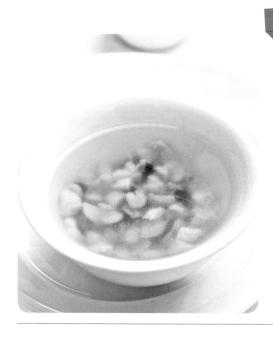

養腎功效　芡實補脾固腎；蓮子滋養補虛、止遺澀精；豬肉潤腸胃、生津液、補腎氣、解熱毒。三者搭配，尤其適用於腎虛引起的腰膝酸痛，神經衰弱，失眠納差，夢遺滑精等症。

芡實白米粥

材料　芡實、白米各 40 克，白果 10 克。

做法　❶ 芡實、白米和白果分別洗淨。❷ 將芡實、白米和白果同入砂鍋，加適量清水，大火煮沸改小火煮熟即可。

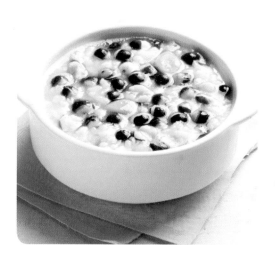

養腎功效　芡實滋陰填精、收斂固攝；白米補中益氣；白果斂肺氣、止帶濁、縮小便。三者一起煮粥食用可用於慢性腎炎及出現蛋白尿的腎病症候群等的食療。

最養腎的一日三餐

早餐　芡實白米粥＋芝麻青菜（P41）

午餐　米飯＋腰果綠花椰菜（P67）＋清蒸大蝦（P167）

晚餐　紫菜包飯（P159）＋蓮子芡實豬肉湯

☹ 黃豆

慢性腎功能不全
者最忌吃黃豆。

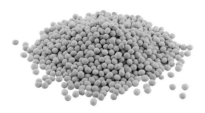

營養成分

　　黃豆的蛋白質含量豐富。以 100 克黃豆、100 克牛肉和 100 克豬瘦肉為例：蛋白質含量分別為 36.3 克、20.2 克和 16.7克，可見黃豆的蛋白質含量是三者中最高的。

為什麼慢性腎功能不全者忌吃黃豆？

　　醫生建議：「慢性腎功能不全者忌吃黃豆以及黃豆製品，要儘量選擇肉類、牛奶、雞蛋等優質蛋白。」這其實是腎病飲食療法中的優質低蛋白飲食療法。

　　其理由是肉類、牛奶、雞蛋等所含的必需胺基酸較多，而黃豆以非必需胺基酸為主。腎病治療是為了減少體內的非必需胺基酸，通過利用體內的尿素氮（引起尿毒症症狀的代謝廢物之一）合成非必需胺基酸，從而降低尿素氮的水平；補充必需胺基酸後，又可與非必需胺基酸合成蛋白，補充營養。所以，腎功能不全者忌吃黃豆以及黃豆製品。而且黃豆不宜消化，對於消化功能不良、胃脘脹痛、腹脹等有慢性消化道疾病的人不宜食用。

☹ 西式速食

易引發腎臟器
官病變。

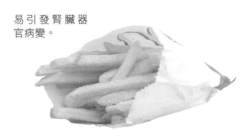

營養成分

　　西式速食的營養成分結構不合理，脂肪高、熱量高，而維他命含量卻較低，加之油炸、煎、烤的烹飪方式，致使各種營養素比例嚴重失衡。

為什麼不宜多吃西式速食？

　　西式速食吃多了對腎的傷害是很可怕的，甚至會引發腎臟器官的病變。腎臟作為體內負責排泄廢物和毒素的器官，容易因負擔過重而導致毒素排泄不完全，這樣就會導致有害物質在腎臟中慢慢累積，從而引發腎臟器官的病變，嚴重時甚至會引發腎衰竭或尿毒症。

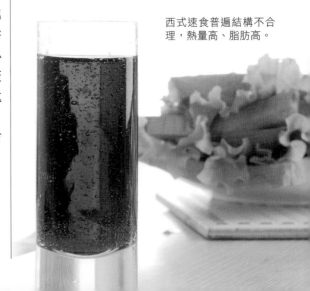

西式速食普遍結構不合理，熱量高、脂肪高。

☹ 濃茶

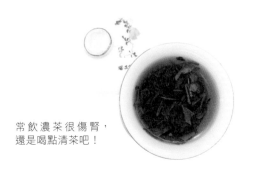

常飲濃茶很傷腎，
還是喝點清茶吧！

營養成分

　　茶是起源於中國，而流行於世界的健康飲品。中國人飲茶已有幾千年的歷史。茶葉中含有蛋白質、脂肪、碳水化合物及多種維他命和礦物質等營養成分，另外，茶葉中還含有多種功能的藥效成分，如茶多酚、咖啡鹼、脂多糖等。經常飲茶能增進食慾、幫助消化以及調節脂肪代謝，對於高血壓、冠心病有一定預防效果。

為什麼喝濃茶會傷腎？

　　茶是公認的健康飲品，很多人都習慣飯後飲茶，但如果飲茶方式不當，卻很容易對腎臟健康造成損傷。

　　首先，茶葉中含有較多的氟，過量飲茶或飲濃茶就會加重腎臟的排泄負擔，使氟的含量超過腎臟的排泄閾值，長期積累而不能及時排出，會給腎臟造成較大的傷害。

☹ 糯米

糖尿病腎病患者忌吃
糯米製品。

營養成分

　　糯米含有蛋白質、脂肪、鈣、糖類、多種維他命及澱粉等，營養豐富，為溫補強壯食品，具有補中益氣，健脾養胃的效用。

為什麼糖尿病的腎病患者忌食糯米？

　　這是因為糯米質地很硬，碳水化合物很高，多被加工成粽子或粥食用。而誘人的粽子又總會搭配紅棗、豆沙料，這些食物都會使糖尿病腎病患者血糖快速上升，因此糖尿病腎病患者不宜吃由糯米做成的食物。

糯米營養豐富，具有補中益
氣，健脾養胃的效用，但是
糖尿病腎病患者忌食糯米。

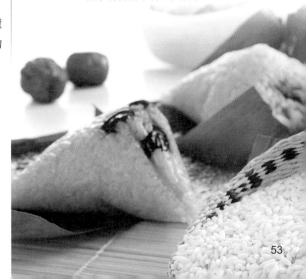

蔬菜菌菇類

山藥

每日 80 克，建議炒、蒸、煲湯、煮粥

性味歸經

性：平　味：甘　歸經：脾、肺、腎經

養腎功效

山藥具有補腎固精、補中益氣、健脾和胃、益肺止瀉等作用。人們熟悉的「六味地黃丸」、「金匱腎氣丸」等經典補腎良藥中皆重用山藥。李時珍也曾指出山藥「益腎氣，健脾胃」。經常食用山藥，還可以增強腎臟的排毒功能。

食用宜忌

☺ **切碎後烹製**

在用山藥煲湯或者煮粥時，宜將山藥切碎而不是切片，這樣山藥中補虛益氣的營養成分才更利於人體吸收。

☹ **帶皮食用**

食用山藥時，應先去皮，否則易產生麻、刺等異常口感。

搭配宜忌

☺ **藥＋鴨肉**

鴨肉營養豐富，但脂肪含量很高，同山藥一起食用，可降低血液中膽固醇含量，還可發揮很好的滋補腎虛的作用。

☺ **山藥＋薏仁**

山藥和薏仁都有維持胰島素正常分泌、調節血糖的功效，而這搭配非常適合腎病伴有糖尿病的患者食用。

☹ **山藥＋豬肝**

山藥富含維他命 C，會破壞和氧化豬肝中的銅、鋅等微量元素，導致營養流失。

人群宜忌

☺ 一般人均可食用，尤其適合減肥者、久病體虛者及糖尿病患者。

☹ 感冒、大便乾燥及腸胃積滯者不宜食用。

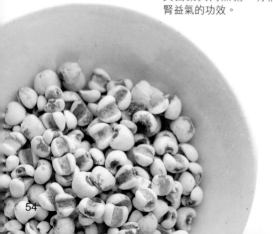

薏仁較難煮熟，煮前需用溫水泡兩三個小時。與山藥共同熬粥，有補腎益氣的功效。

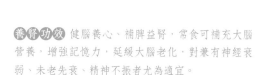養腎靠食療

蓮子紅棗山藥粥

材料 蓮子 20 克，紅棗 10 顆，山藥 25 克，粳米 50 克，白糖適量。

做法 ❶ 將蓮子、紅棗、山藥及粳米洗淨一同放入鍋內，加適量水煮粥。❷ 臨熟時加入白糖，調勻即成。可加少許蔥花點綴。

養腎功效 健腦養心、補脾益腎，常食可補充大腦營養，增強記憶力，延緩大腦老化，對兼有神經衰弱、未老先衰、精神不振者尤為適宜。

山藥飯

材料 山藥 50 克，紅棗 20 個，粳米 250 克。

做法 ❶ 將山藥洗淨，去皮後切成小塊；紅棗洗淨。❷ 粳米淘淨後入鍋內，加水適量，先以大火煮沸，加入山藥塊、紅棗，拌勻。❸ 收乾水分，改用小火燜煮 30 分鐘左右即成。

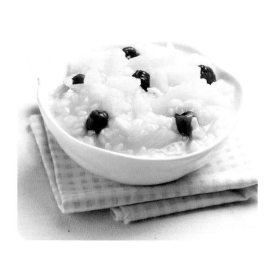

養腎功效 滋補肺陰、養血補腦、補虛益腎，常食可健腦補肺，防治大腦疲勞，增強記憶力。

最養腎的一日三餐

早餐 蓮子紅棗山藥粥＋茼蒿木耳炒肉（P71）

午餐 米飯＋當歸生薑羊肉煲（P93）＋韭菜炒核桃仁（P63）

晚餐 山藥飯＋海帶蠣黃炒蛋（P123）＋鴿肉木耳湯（P71）

南瓜

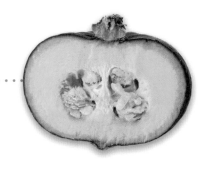

每日 100 克，建議蒸、煮

性味歸經

性：溫　味：甘　歸經：脾、胃經

養腎功效

南瓜是藥食兩用的常見食材之一，有補中益氣、消炎止痛、解毒殺蟲的功效，其所富含的果膠成分，能夠幫助肝腎功能減弱的患者增強肝腎細胞的再生能力，有利於肝腎功能的提高。

食用宜忌

☺ 去薄皮食用

南瓜皮富含胡蘿蔔素和多種維他命，因此去皮不要太厚，只需把較硬的表皮削去即可。

炒南瓜片時放點蝦米，不僅有營養，味道也更鮮美。

搭配宜忌

☺ 南瓜＋蝦米

二者搭配，再加點紫菜，有護肝、補腎、強體的功效，適宜肝腎功能不全者食用。

☺ 南瓜＋栗子

栗子補脾健胃、補腎強筋、活血補血，與南瓜一起搭配食用，可發揮養胃健脾、養腎補腎的作用。

☹ 南瓜＋辣椒

南瓜中的維他命 C 分解酶會破壞辣椒中的維他命 C，降低其營養價值。

人群宜忌

☺ 老年人經常食用南瓜，對防治便祕有很好的療效。肥胖者及胃病、糖尿病、前列腺炎患者宜食。

☹ 氣滯腹脹、腹痛者不宜食用，患有腳氣病、黃疸病的患者忌食南瓜。

南瓜紫菜蛋花湯

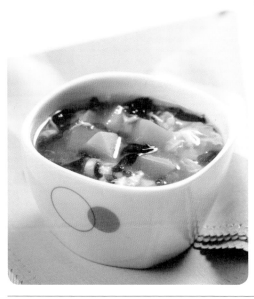

材料　紫菜 10 克，老南瓜 1 小塊，蝦米 20
　　　克，雞蛋 1 顆，黃酒、蔥末、醋、鹽、
　　　香油各適量。

做法　❶ 紫菜撕碎洗淨，雞蛋打入碗內，
　　　蝦米用黃酒浸泡，老南瓜切塊。❷
　　　蔥末熗鍋，加適量水，放入蝦米、
　　　老南瓜煮開後，加入紫菜、蛋液、
　　　醋、鹽，熟後淋上香油即可。

養腎功效 護肝、補腎、強體。適宜肝腎功能不全
者食用。

百合南瓜粥

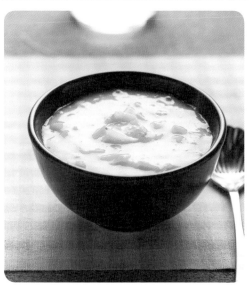

材料　南瓜 250 克，白米 100 克，鮮百合
　　　20 克，冰糖適量。

做法　❶ 鮮百合洗淨，剝成小瓣；南瓜去
　　　皮洗淨，切小塊；白米洗淨，浸泡
　　　30 分鐘。❷ 鍋置火上，放入白米、
　　　南瓜塊和適量水，大火燒沸後改小
　　　火熬煮。❸ 待煮到白米熟爛後，加
　　　入鮮百合和冰糖，攪拌均勻即可。

養腎功效 百合潤肺、安神、防癌抗癌，與南瓜搭
配，是養腎護腎的不錯選擇。

最養腎的一日三餐

早餐　百合南瓜粥＋香菇油菜（P69）

午餐　米飯＋淡菜雙耳雞（P101）＋清蒸大蝦（P167）

晚餐　米飯＋薑絲炒墨魚（P125）＋南瓜紫菜蛋花湯

蓮藕

每日 200 克，建議煮、炒、燉

性味歸經

性：寒　味：甘　歸經：心、脾、肺經

養腎功效

民間有「新採嫩藕勝太醫」之說。生蓮藕性寒，有清熱除煩、涼血止血、散瘀止嘔、補脾開胃的功效。熟蓮藕則性溫，有養胃滋陰、補心益腎、益氣養血、健脾止瀉的功效。因此，養腎適合將蓮藕煮熟後再吃。

食用宜忌

🙂 **大火快炒**

蓮藕烹熟後食用是養腎的佳品，但在烹製時宜大火快炒，以免破壞口感，導致營養流失。

🙁 **大火快炒**

蓮藕烹熟後食用是養腎的佳品，但在烹製時宜大火快炒，以免破壞口感，導致營養流失。

新鮮的鱔魚渾身黏液豐富，色黃褐而發亮，並不停游動，且以四、五月分為最好。可將鱔魚切段，與蓮藕共同煲湯食用。

搭配宜忌

🙂 **蓮藕＋鱔魚**

蓮藕和鱔魚都含有黏液成分，能促進人體對蛋白質的吸收。

🙂 **蓮藕＋冰糖**

燉蓮藕的時候，加點冰糖，不但味道香甜可口，還有健脾、開胃、養腎、止瀉的作用。

🙁 **蓮藕＋豬肝**

蓮藕所含膳食纖維中的醛糖酸成分，能夠與豬肝中的銅、鋅等礦物質形成混合物，不易於人體吸收。

人群宜忌

🙂 一般人群均可食用，尤其適合肝病、便祕、糖尿病等一切有虛弱之證的人。

🙁 蓮藕性寒，對脾胃不利，因此脾胃功能不好的人不宜生吃蓮藕。

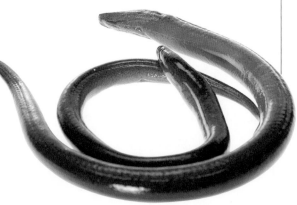

蟹肉蓮藕粥

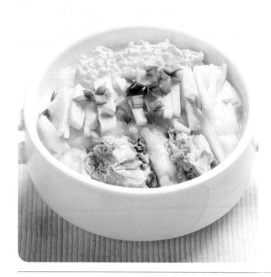

材料　粳米、蓮藕各 100 克，蟹 2 隻、雞蛋 2 顆，蔥、薑、鹽各適量。

做法　❶ 將蓮藕去皮切成長條狀，泡於水中；雞蛋分成蛋清、蛋黃，備用。❷ 蟹洗淨後去殼、鰓、腳，取出蟹黃，與蛋黃拌勻，分蟹身為蟹塊。❸ 油入鍋燒熱，放碎蟹殼和蟹足與蔥、薑煸燒出香味後加 1,500 毫升水，中火煮半小時。❹ 濾出湯液，放入粳米及蓮藕，大火煮沸，再以小火煨 1 小時，投入蟹塊，熬成粥，按個人喜好加蔥、薑、鹽等。

養腎功效 益陰補髓，益氣養腎，適合因骨質疏鬆而體質虛弱者食用。

蓮藕燉豬排

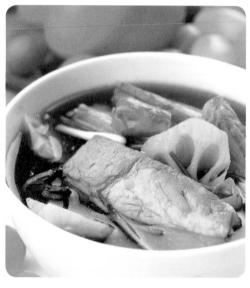

材料　排骨 500 克，蓮藕 2 節，蔥白 3 段，薑片、乾辣椒、鹽、茴香、花椒各適量。

做法　❶ 蓮藕切成楔形塊狀，放入沸水鍋中，用中火煮。❷ 排骨放入開水鍋中，大火燒開，3 分鐘後撈出。❸ 將排骨放進有蓮藕的鍋中，加入薑片、蔥白，大火煮 10 分鐘，略翻攪後，放入乾辣椒、花椒、茴香，中火燉 20 分鐘，加鹽，小火煨熟即可。

養腎功效 熟蓮藕滋陰養腎，與同樣是養腎佳品的豬排搭配，可發揮補虛強腎、滋陰潤燥的作用。

最養腎的一日三餐

早餐　蟹肉蓮藕粥＋涼拌萵苣（P65）

午餐　米飯＋茼蒿木耳炒肉（P71）＋冬瓜海帶薏仁湯（P111）

晚餐　大花卷＋蓮藕燉豬排＋京蔥海參（P119）

茼蒿

每日 250 克，建議炒食、涼拌、蒸食

性味歸經

性：平　味：甘、辛　歸經：肝、腎經

養腎功效

茼蒿歸肝、腎經，具有平補肝腎、通利小便、寬中理氣的作用，對肝腎陰虛導致的失眠多夢、五心煩熱，以及腎陽虛導致的夜尿頻多等症有食療功效。茼蒿還含有一種揮發性的精油及膽鹼等物質，具有降血壓、補腎的作用。

食用宜忌

☺ 大火快炒或涼拌

茼蒿中的芳香精油遇熱易揮發，烹調時應以大火快炒或涼拌，其補肝益腎、潤腸通便的功效可發揮至最佳，與肉、蛋等葷菜共炒可提高其維他命 A 的利用率。

人群宜忌

☺ 便祕、口臭、減肥者，高血壓患者，冠心病患者宜經常食用。

☹ 脾胃虛寒、便溏、腹瀉者應少食或不食。

搭配宜忌

☺ 茼蒿＋雞蛋

茼蒿含豐富的維他命、胡蘿蔔素以及多種胺基酸，與雞蛋一同炒食，可以提高維他命 A 的吸收利用率。

☺ 茼蒿＋大蒜

二者同食，清淡爽口，潤腸通便，低脂低熱量，有開胃健脾、降壓養腎的功效。

☺ 茼蒿＋魷魚

茼蒿健脾養腎、清熱解毒，魷魚營養價值極高，熱量又低，是怕胖人士養腎的極佳搭配。

雞蛋被稱作「理想的營養庫」，含有人體必需的多種營養物質。

每次食用魷魚 30 ～ 50 克為宜，且要烤透、煮熟後再吃。

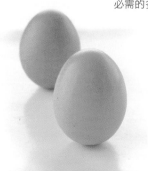

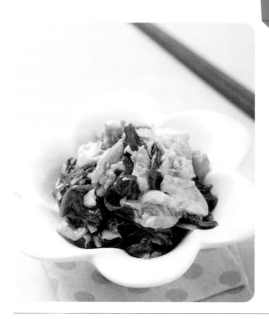

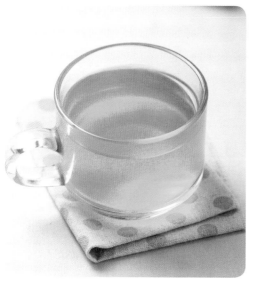

茼蒿炒蛋

材料　茼蒿 250 克，雞蛋 2 顆，鹽、食用油各適量。

做法　❶ 茼蒿洗淨，切段。❷ 將雞蛋打入盆內，加鹽，可加少量水，順著一個方向攪勻。❸ 鍋內油燒熱，倒入攪好的雞蛋，待一面煎好時稍微來回翻炒幾下；最後加入切好的茼蒿，再加適量鹽，翻炒幾下，至茼蒿完全熟透即可。

養腎功效　茼蒿和雞蛋炒食可以幫助充分吸收維他命 A，維他命 A 有保護腎臟黏膜、強壯骨骼、維護皮膚健康的作用。

茼蒿冰糖飲

材料　茼蒿 100 克，冰糖適量。

做法　❶ 將茼蒿擇洗乾淨，加水煎煮取汁。❷ 加入冰糖，即飲。分 2 次服用。

養腎功效　茼蒿溫脾養胃、化痰利氣、平補肝腎。《千金要方》中記載：「味辛平，無毒，安心氣，養脾胃，消痰飲。」此飲化痰利氣，適用於腎陰虛導致的發熱咳嗽、咯黃稠痰。

最養腎的一日三餐

早餐　豇豆白米粥（P173）＋芝麻青菜（P41）

午餐　米飯＋茼蒿炒蛋＋海帶燉排骨（P111）

晚餐　紫菜包飯（P159）＋香椿苗拌核桃仁（P165）＋茼蒿冰糖飲

韭菜

每日 50 克，建議炒食、煮粥、做餡

性味歸經

性：溫　味：辛　歸經：腎、胃經

養腎功效

在中醫裡，韭菜有一個很響亮的名字，叫「壯陽草」，具有溫中開胃、行氣活血、補腎溫陽、調和臟腑的功效。韭菜性溫熱，並且含有生物鹼、皂苷等成分，常食對腎陽虛引起的腰膝冷痛、陽痿遺洩、白帶增多等症有食療功效。

食用宜忌

🙂 **切碎後食用**

韭菜粗纖維較多而堅韌，不易被胃腸消化，因此最好切成小段或做成餡料後食用，補腎效果更好。

🙁 **久放後食用**

過夜的熟韭菜或存放過久的生韭菜，其中的致癌物亞硝酸鹽含量會升高，吃了有害健康。

搭配宜忌

🙂 **韭菜＋雞蛋**

韭菜溫補肝腎、助陽固精，雞蛋養心安神、滋陰潤燥，二者搭配可補腎行氣，既營養又美味。

🙂 **韭菜＋核桃仁**

韭菜富含膳食纖維，核桃仁補腎壯陽。二者搭配適合於腎陽虛或身體虛弱、大便祕結者。

🙁 **韭菜＋牛奶**

牛奶含有豐富的鈣質，但韭菜含有一定量的草酸，與牛奶搭配會影響鈣的吸收。

人群宜忌

🙂 一般人均可食用，尤其適合便祕者、寒性體質者、男子陽痿者、女子痛經者。

🙁 韭菜不易消化且容易上火。消化不好、腸胃功能弱者及眼疾、胃病患者不宜食用。

核桃仁外形類似人腦，有「以形補形」的補腦作用，也是補腎溫陽的佳品。可與韭菜炒食。

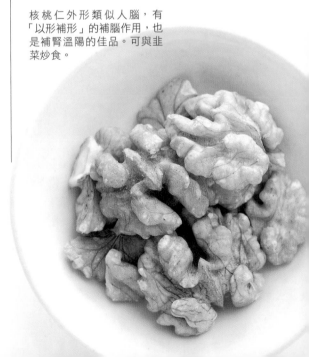

韭菜炒核桃仁

材料　核桃仁 60 克，韭菜 150 克，鹽、食
　　　用油各適量。

做法　❶ 韭菜擇好洗淨，切段。❷ 將核桃
　　　仁下油鍋略炸，加入韭菜，炒熟。
　　　❸ 調入鹽即可。

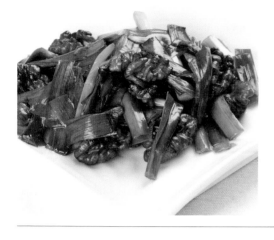

養腎功效　補腎壯陽、溫固腎氣。可輔助治療性慾
低下，大便乾結，常食可防治鬚髮早白，記憶力衰
退等。

韭菜炒蛋

材料　雞蛋 2 顆，韭菜 100 克，鹽、醬油、
　　　白糖、食用油各適量。

做法　❶ 將雞蛋去殼打散，入油鍋滑炒成
　　　塊，撈出。❷ 韭菜洗淨，切成段，
　　　入油鍋炒熟。❸ 放入雞蛋塊、鹽、
　　　醬油、白糖炒拌均勻，裝入盤裡即成。

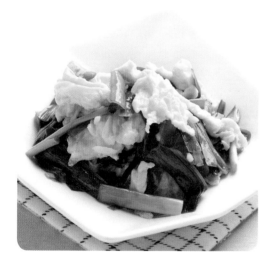

養腎功效　適用於腎陽虛弱型性慾低下、陽痿、乏
力，腎氣不固之遺精、帶下等病症。

最養腎的一日三餐

早餐　紅棗海參淡菜粥（P119）＋銀耳鵪蛋羹（P107）

午餐　米飯＋韭菜炒核桃仁＋桂圓燉烏骨雞（P101）

晚餐　米飯＋韭菜炒蛋＋泥鰍瘦肉湯（P117）

萵苣

每日 200 克，建議炒食、涼拌、煲湯、煮粥

性味歸經

性：平　味：甘　歸經：腎、膀胱經

養腎功效

萵苣有滋陰補腎、清熱利尿的功效，對腎炎導致的尿失禁、水腫等症有食療功效。正因為萵苣有清熱利尿的作用，它可以調節腎臟，改善因腎功能失調而導致的尿少、水腫等代謝失調問題。

食用宜忌

🙂 **吃萵苣葉**

萵苣葉的營養遠高於萵苣莖，葉比莖所含胡蘿蔔素高出 72 倍，維他命 B_1 高 2 倍，維他命 B_2 高 5 倍，維他命 C 高 3 倍，因此萵苣葉丟棄不吃，實在是太可惜了。

🙁 **焯水後食用**

萵苣中含有大量水溶性的礦物質和維他命，而草酸極少，如果用開水焯的話會損失很多營養。所以，萵苣只要洗淨、去皮、切絲就可以涼拌了。

搭配宜忌

🙂 **萵苣＋木耳**

萵苣與木耳同食，對高血壓、高血脂、糖尿病、心血管病有很好的預防和輔助治療作用。

🙂 **萵苣＋豬肉**

萵苣可消除豬肉的油膩，搭配食用不但具有補虛強身、豐肌澤膚的功效，且口味更加清爽。

🙁 **萵苣＋蜂蜜**

蜂蜜味甘，性平，萵苣是寒性食物，二者搭配食用會造成脾胃呆滯，對身體不利。

人群宜忌

🙂 一般人均可食用，尤其適合腎陰虛者和老人兒童食用。

🙁 視力弱者、眼疾、夜盲症患者慎食。

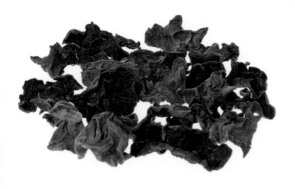

泡發乾木耳應用溫水，也可用燒開的米湯，可使木耳肥大鬆軟，味道鮮美。與萵苣炒食，排毒降糖。

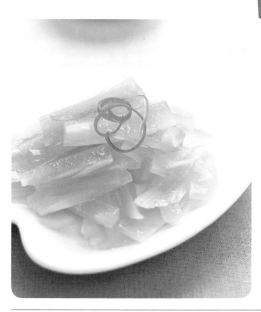

涼拌萵苣

材料　萵苣 350 克，生抽、香油、鹽各適量。

做法　❶ 將萵苣去皮、洗淨，切成絲，用適量鹽拌一下，放置一會兒後倒掉鹽汁水。❷ 加入適量的生抽，再淋上香油即可。可加少許紅椒絲點綴。

養腎功效 萵苣中鉀、鈣含量豐富，多吃有利於保護腎功能。但萵苣中含有大量的草酸，腎結石患者應少吃。

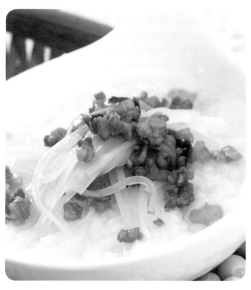

萵苣瘦肉粥

材料　萵苣 50 克，白米 100 克，豬瘦肉 100 克，醬油、鹽、香油各適量。

做法　❶ 萵苣去皮、洗淨，切細絲；白米淘洗乾淨。❷ 豬肉洗淨，切成末，放入碗內，加適量醬油、鹽，醃 10 ～ 15 分鐘。❸ 鍋中放入白米，加適量清水，大火煮沸，加入萵苣絲、豬肉末，改小火煮至米爛時，加鹽、香油攪勻即可。

養腎功效 萵苣可利五臟、通經脈、清胃熱、清熱利尿；白米和豬瘦肉補中益氣。萵苣白米粥適合於腎陰虛引起的胃火過旺、水腫等症。

最養腎的一日三餐

早餐　萵苣瘦肉粥＋香菇油菜（P69）

午餐　米飯＋栗子燉雞塊（P89）＋草菇綠花椰菜湯（P67）

晚餐　紫菜包飯（P159）＋涼拌萵苣＋芥菜干貝湯（P184）

綠花椰菜

每日 200 克，建議炒食、煲湯、煮粥

性味歸經

性：涼　味：甘　歸經：腎、脾經

養腎功效

綠花椰菜性涼、味甘，歸腎、脾經，可補腎填精、健腦壯骨、補脾和胃，對久病體虛、肢體痠軟、耳鳴健忘、脾胃虛弱、小兒發育遲緩等症有食療功效。男性多吃綠花椰菜可預防前列腺癌。現代人將其列為補腎的佳蔬。

食用宜忌

😊 **快速焯水過涼**

綠花椰菜焯水後顏色會更加鮮豔，但時間不宜太長，焯水後也應迅速放入涼開水過涼，撈出瀝水後再用。

搭配宜忌

😊 **綠花椰菜＋番茄**

綠花椰菜和番茄一起炒食可以防癌抗癌，特別適合子宮頸癌患者食用。

😊 **綠花椰菜＋香菇**

綠花椰菜和香菇搭配食用有利腸胃、壯筋骨、降血脂的作用。

☹ **綠花椰菜＋動物肝臟**

綠花椰菜富含膳食纖維，與含有銅、鐵等礦物質的動物肝臟同食，會降低人體對這些礦物質的吸收。

人群宜忌

😊 一般人群均可食用，腎精不足者宜食。

☹ 尿路結石者不宜食用綠花椰菜，小孩不能多吃。

每人每天食用 50 ～ 100 克鮮番茄，即可滿足人體對多種維他命和礦物質的需要。

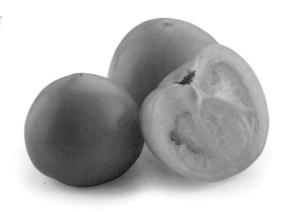

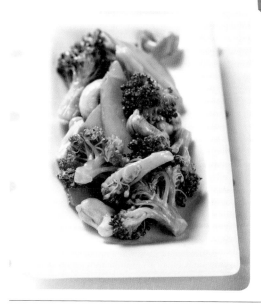

腰果綠花椰菜

材料　綠花椰菜 350 克,腰果 50 克,白糖、鹽、太白粉水各適量。

做法　❶ 將綠花椰菜洗淨切成塊,紅蘿蔔洗淨切片。❷ 鍋內加水煮沸,放入綠花椰菜略煮,撈出備用。❸ 油鍋燒熱,放入綠花椰菜翻炒,加入鹽、白糖及適量清水,用太白粉水勾芡,放入腰果略炒,即可。

養腎功效 腰果仁是營養豐富的美味食品,含脂肪、蛋白質和維他命 A、維他命 B_1、維他命 B_2 等;綠花椰菜有防癌抗癌的功效。經常食用腰果綠花椰菜可以提高身體抗病能力。

草菇綠花椰菜湯

材料　綠花椰菜 100 克,草菇 50 克,紅蘿蔔 20 克,高湯、鹽各適量。

做法　❶ 綠花椰菜用刀切成小朵,洗淨待用;草菇放入水中浸泡半小時;紅蘿蔔洗淨切小塊。❷ 油鍋燒熱,清炒綠花椰菜,然後加入高湯,放入草菇、紅蘿蔔燉煮至熟,加鹽調味即可。

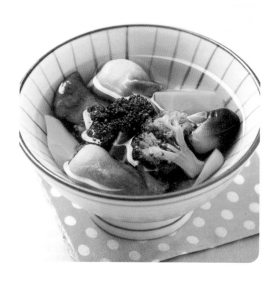

養腎功效 綠花椰菜營養價值極高,富含維他命 C、鈣,與草菇搭配食用,效果倍增。

最養腎的一日三餐

早餐　枸杞芝麻粥(P165)+香椿苗拌核桃仁(P165)

午餐　米飯+腰果綠花椰菜+桂圓燒鴨(P103)

晚餐　黑米紅棗飯(P43)+茼蒿木耳炒肉(P71)+草菇綠花椰菜湯

香菇

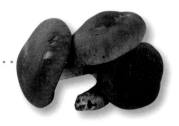

每日 50 克（鮮），建議煲湯、炒食、蒸食

性味歸經
性：平　味：甘　歸經：脾、胃經

養腎功效
香菇性平，味甘，有補肝腎、健脾胃、益智安神、美容養顏的功效。香菇富含 18 種胺基酸，活性高，易吸收，能為腎病患者補充維他命、蛋白質和礦物質等營養元素，有利於緩解病情，還可輔助治療脾胃虛弱、食慾減退、少氣乏力等病症。

食用宜忌

☺ **長時間浸泡**

香菇所含多種維他命和香菇嘌呤屬於水溶性物質，長時間浸泡和烹煮會導致營養流失，因此烹調時要注意把握時長。

人群宜忌

☺ 貧血、抵抗力低下、高血壓、糖尿病等患者宜食。

☹ 皮膚搔癢、痛風、高尿酸和慢性腎功能不全者忌食。

豆腐雖好也不宜食用過多，每次食用 100 克左右為宜。與香菇搭配，既可燉湯又可炒食。

搭配宜忌

☺ **香菇＋豆腐**

香菇高蛋白、低脂肪，豆腐富含優質蛋白質和維他命 B 群，二者同食可增強抗癌、降血脂的功效。

☺ **香菇＋蝦仁**

香菇補肝腎，蝦仁補腎壯陽，二者搭配具有滋補強壯、安神降壓的作用。

☹ **香菇＋番茄**

香菇含有豐富的生物化學物質，番茄富含類胡蘿蔔素，二者搭配會破壞番茄所含的類胡蘿蔔素，降低營養價值。

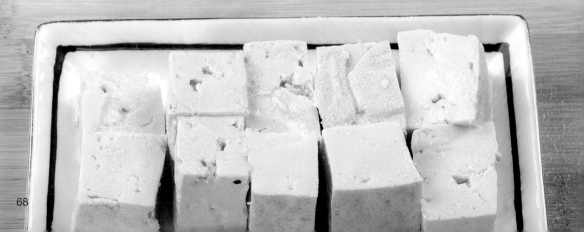

香菇肉粥

材料　白米 50 克，乾香菇 6 朵，豬肉末
　　　100 克，洋蔥絲、醬油各適量。

做法　❶ 香菇泡發，切絲；肉末加入醬油
　　　攪拌均勻；白米洗淨。❷ 油鍋燒熱，
　　　放入肉末、香菇、洋蔥絲，大火快
　　　炒至熟，盛出。❸ 將白米放入鍋內，
　　　加入適量清水，大火煮至半熟，倒
　　　入香菇肉餡，小火煮熟即可。可加
　　　少許蔥花點綴。

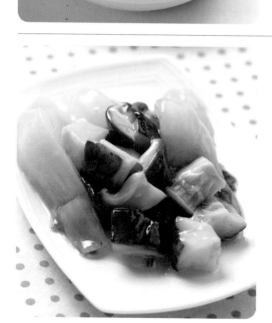

養腎功效 香菇含有豐富的維他命 B 群和鉀、鐵等
營養元素，有助於提高抵抗力，並有開胃的作用。

香菇油菜

材料　油菜 250 克，香菇 6 朵，鹽適量。

做法　❶ 油菜擇洗乾淨，切成 3 公分長
　　　段，梗葉分置；香菇用溫開水泡開，
　　　切塊。❷ 油鍋燒熱，先放油菜梗，
　　　炒至六、七成熟，加鹽，再下油菜
　　　葉同炒，接著放入香菇和浸泡香菇
　　　的溫開水，燒至菜梗軟爛即成。

養腎功效 此菜可增進食慾，並含有豐富的鈣、鐵
等礦物質，同時還含蛋白質、脂肪、維他命 B_1、維
他命 B_2、維他命 C 及磷等，能為腎病患者補充多種
營養素。

最養腎的一日三餐

早餐　香菇肉粥＋芝麻青菜（P41）

午餐　米飯＋薏仁蒸甲魚（P113）＋桑葚豬肉湯（P83）

晚餐　鮮肉包＋核桃仁粟米粥（P85）＋香菇油菜

木耳

每日 20 克（乾），建議炒食、煲湯、煮粥

性味歸經

性：平　味：甘　歸經：胃、大腸經

養腎功效

木耳有「素中之葷」的美譽。中醫認為，黑色入腎，所以木耳對腎有很好的滋補作用，具有滋陰補腎、補氣活血、通便排毒、防癌抗癌的功效。

食用宜忌

🙁 **食用新鮮木耳**

新鮮木耳含有光敏物質，食用後經陽光照射，暴晒的肌膚易出現搔癢、疼痛或水腫等症狀，而乾木耳經過暴晒和水發，可去除大部分過敏物質。木耳未發開的部分應剔除。

用紅棗煎水時，最好將紅棗剖開，若再搭配點木耳更好。

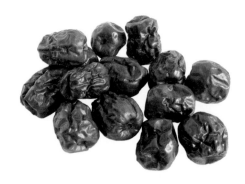

搭配宜忌

🙂 **木耳＋紅棗**

木耳滋陰補腎、補氣活血，紅棗補血養血，二者搭配食用可以增強補血的效果。

🙂 **木耳＋蒜薑**

木耳有活血的作用，與蒜薑一起搭配可以降低血脂。

🙁 **木耳＋茶葉**

富含鐵質的木耳與含有單寧酸的茶葉同食，就會降低人體對鐵的吸收，因此不宜同食。

人群宜忌

🙂 老少皆宜，尤其適合消化不良者、腎陰虛者及腦血栓患者食用。

🙁 腹瀉的人、尿酸高和慢性腎功能不全患者不宜多吃。

鴿肉木耳湯

材料　鴿子 1 隻，水發木耳 80 克，清湯、薑片、蔥白、鹽各適量。

做法　❶ 鴿子宰殺，去內臟，洗淨。❷ 將鴿肉放入鍋中，加入清湯、薑片，大火煮沸，放入木耳、蔥白，小火燉煮至熟，加鹽調味即可。

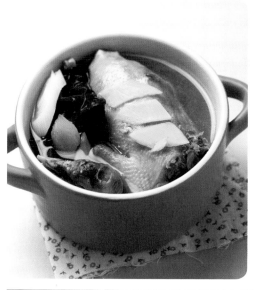

養腎功效 鴿肉滋腎益氣、補氣虛、益精血，木耳滋陰補腎。此湯可補腎培元。

茼蒿木耳炒肉

材料　茼蒿 200 克，水發木耳 30 克，豬瘦肉 100 克，薑片、蔥段、鹽、食用油各適量。

做法　❶ 茼蒿洗淨，切段；水發木耳洗淨，撕成小朵；豬瘦肉切絲。❷ 鍋中放入油，燒熱，加薑片和蔥段熗鍋，放入豬瘦肉翻炒至變色，倒入木耳，炒熟。❸ 加入茼蒿一起翻炒至熟，加鹽調味即可。可加少許黃椒絲點綴。

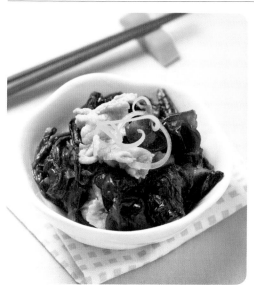

養腎功效 茼蒿平補肝腎，木耳補血養血，豬瘦肉補中益氣。茼蒿木耳炒肉具有滋陰補腎、排毒養顏、防止血液凝固的功效，可補腎虛、預防動脈硬化。

最養腎的一日三餐

早餐　桑葚芝麻粥（P179）＋涼拌萵苣（P65）

午餐　米飯＋茼蒿木耳炒肉＋泥鰍燉豆腐（P117）

晚餐　花生核桃茯苓餅（P87）＋鴿肉木耳湯

銀耳

每日 15 克（乾），建議煲湯、煮粥、炒食、蒸食

性味歸經

性：平　味：甘　歸經：肺、胃、腎經

養腎功效

銀耳是一味滋補良藥，具有滋陰潤肺、強精補腎的功效。經常食用銀耳可以去除臉部黃褐斑、雀斑，使皮膚有光澤、紅潤。又因為銀耳滋潤不膩滯，對陰虛火旺不受參茸等溫熱滋補的患者是一種良好的補品。

食用宜忌

☺ 銀耳＋雪梨

銀耳潤肺止咳、補腎強心，雪梨潤肺止咳。銀耳與雪梨一起煲湯適合於腎陰虛引起的咳嗽、氣喘。

☺ 銀耳＋菠菜

銀耳清肺熱、益氣補脾，菠菜則含有極高的維他命、鐵、鈣，二者做湯，滋陰潤燥、補氣利水。

菠菜中富含膳食纖維，對便祕、痔瘡有一定療效。

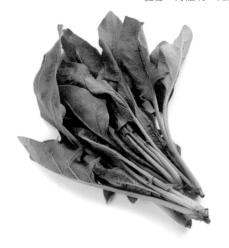

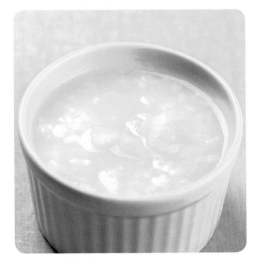

銀耳雪梨粥

材料　白米 50 克，銀耳 20 克，雪梨 30 克，冰糖適量。

做法　❶ 銀耳用水泡發，洗淨撕成小塊；雪梨洗淨去皮，去核，切小塊；白米洗淨。❷ 將白米、銀耳、雪梨一同放砂鍋中，加適量清水熬煮至米爛粥稠，出鍋時放入冰糖即可。

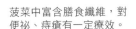 **養腎功效** 銀耳、雪梨有滋陰、潤肺、生津、補虛的作用，兩者搭配可以清熱生津，潤肺止咳。

☹ 芹菜

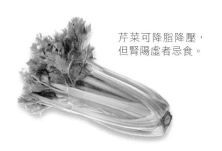

芹菜可降脂降壓，但腎陽虛者忌食。

營養成分

芹菜富含蛋白質、碳水化合物、胡蘿蔔素、維他命 B 群以及鐵等多種礦物質，具有祛風利濕，解毒宣肺，健胃利血、降低血壓等功效。

為什麼腎陽虛者忌食芹菜？

食用過多的芹菜會使精子的數量減少。這是因為芹菜中的某些物質可能會抑制睪酮的生成，從而減少精子的產生，造成男性勃起功能障礙。

此外，芹菜性寒，腎陽虛者不宜食用。所以，為了預防腎虛，男性朋友一定不要過多地吃芹菜，特別是備育的男性，最好禁止食用。

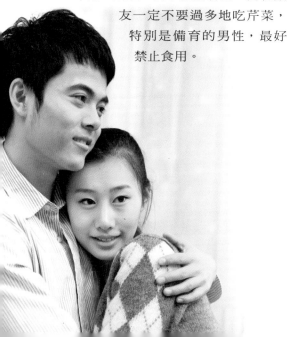

☹ 竹筍

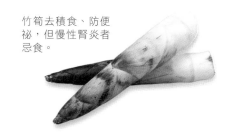

竹筍去積食、防便祕，但慢性腎炎者忌食。

營養成分

竹筍是中國的傳統佳餚，有「菜中珍品」的美譽。竹筍性微寒，味甘，具有清熱消痰、利膈爽胃、消渴益氣等功效。竹筍還含大量膳食纖維，不僅能促進腸道蠕動、去積食、防便祕，而且也是肥胖者減肥的好食品。

一般人群均可食用竹筍，但患有胃潰瘍、尿路結石的人不宜多吃，腎病患者更要忌食竹筍。

為什麼腎病患者忌食竹筍？

竹筍性寒涼，含有較多的粗膳食纖維和難溶性草酸鈣，不利於營養物質的吸收。腎病患者的食慾較差，營養攝入大部分不足，所以腎病患者應忌食竹筍，才能保證腎功能的正常發揮，以利於腎臟最大化地吸收營養物質。

為什麼胃不好的人不宜吃竹筍？

竹筍中含有豐富的粗膳食纖維，容易使胃腸道蠕動過快，所以胃不好的人不宜吃竹筍。

此外，竹筍中的難溶性草酸鈣對泌尿系統結石者十分不利，如果泌尿系統結石患者要吃竹筍，應該先將其在開水裡煮 5 分鐘，以去除更多的草酸鈣。

☹ 芥藍

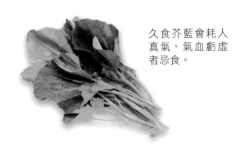

久食芥藍會耗人真氣，氣血虧虛者忌食。

營養成分

芥藍是甘藍類蔬菜中營養比較豐富的一種蔬菜，可炒食、煲湯。芥藍有利水化痰、解毒祛風、清心明目、解勞乏、除邪熱等功效。芥藍中含有豐富的胡蘿蔔素和維他命C，尤其是維他命C的含量大大超過了菠菜、莧菜等維他命C含量高的蔬菜。而且，芥藍還有很強的防癌抗癌作用，經常食用可以降低膽固醇、軟化血管、預防心臟病。

為什麼氣血虧虛者忌食芥藍？

《本草求原》中記載：「芥藍甘、辛、涼，耗氣損血。」對於氣血虧虛的人，如果久食芥藍，不僅會耗人真氣，還會抑制人體性激素的分泌。所以，氣血虧虛者忌食芥藍。

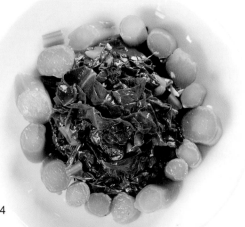

灼芥藍既保持了芥藍的鮮爽口，又不流失營養，但血虧虛者不宜食用。

☹ 茭白筍

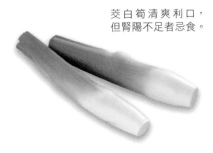

茭白筍清爽利口，但腎陽不足者忌食。

營養成分

中醫認為，茭白筍性涼，味甘、淡，有清熱利濕、生津止渴、利尿通便、通乳等功效。經常食用茭白筍可以預防肝臟疾病和胃腸道潰瘍，並幫助消化和通便，可以預防高血壓和動脈硬化等症。

為什麼腎陽不足者忌食茭白筍？

茭白筍性涼，食用過多會損傷人體陽氣，加劇陽虛症狀，從而導致性功能降低。因此腎陽不足者、脾胃虛寒者不適合食用茭白筍。

由於茭白筍含有較多的草酸，其鈣質不容易被人體吸收。所以，腎炎、尿路結石患者也不宜食用茭白筍。

即便是正常人，在食用茭白筍時也一定要注意量，不可過多攝入。在食用時，搭配上一些溫熱類的食物，如生薑、大蔥、花椒等，以削弱茭白筍的涼性。

☹ 馬鈴薯

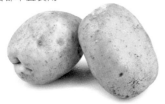

馬鈴薯雖好，腎功能
受損者卻不宜食用。

營養成分

　　馬鈴薯含有優質的蛋白質，豐富的澱粉和多種微量元素。馬鈴薯具有和胃、調中、健脾、益氣的作用，對胃潰瘍、習慣性便祕也有食療功效。

為什麼腎功能受損者忌吃馬鈴薯？

　　馬鈴薯是一種糧菜兩用的食物，又叫馬鈴薯、洋芋、洋山芋、山藥蛋。馬鈴薯的主要成分是澱粉，並含有豐富的鉀元素。因腎功能受損的腎病患者，腎臟固有細胞受損，離子代謝能力下降，因鉀離子無法由嚴重損壞的腎臟排出，很可能會引起「高鉀血症」，最終造成手指麻痺、倦怠、四肢無力、胸口悶、舌頭僵硬、說話困難、失去知覺，嚴重時心律不齊或心臟停搏。所以，對於腎功能受損者來說忌吃馬鈴薯。

☹ 菱角

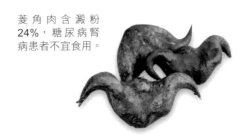

菱角肉含澱粉
24%，糖尿病腎
病患者不宜食用。

營養成分

　　菱角含有豐富的澱粉、蛋白質、葡萄糖、不飽和脂肪酸及多種維他命。古人認為多吃菱角可以補五臟，除百病，且可輕身，所謂輕身，就是有減肥的作用。

為什麼糖尿病腎病患者不宜吃菱角？

　　糖尿病腎病合併腎功能不全少尿患者極易出現高鉀血症，一旦出現，將誘發心律紊亂和肝昏迷，所以應限制糖尿病腎病患者對鉀的攝入量。而菱角中鉀的含量極高，故有腎病的糖尿病患者不宜食用。另外，菱角澱粉含量很高，極易導致餐後高血糖。

　　除此之外，中醫認為多食菱角有傷精氣、有損腎氣、傷陽道和衰精冷腎等副作用。《食療本草》中記載：「凡水中之果，此物最發冷氣……令人冷藏，損陽，令玉莖消衰。」

　　所以，對於鉀含量極高、澱粉含量也不低，而且又有損腎氣的菱角，腎病尤其是糖尿病腎病患者應忌食。

水果乾果類

桂圓

每日 5 顆，建議鮮食、煲湯

性味歸經

性：溫　味：甘　歸經：心、脾經

養腎功效

桂圓富含碳水化合物、有機酸、膳食纖維及多種維他命、礦物質等，具有補益心脾、養血寧神、健脾止瀉、利尿消腫等功效，對虛寒怕冷、腎虛血虛、神經衰弱、健忘失眠等症有良好的食療作用。

食用宜忌

😟 **一次食用過多**

桂圓屬於溫熱食物，多吃易滯氣，因此每日以食用 5 顆為最佳，不可食用過多。

人群宜忌

😊 適合中老年人及體虛的人在冬天食用。

😟 桂圓性溫熱，上火發炎的人不宜食，懷孕後的女性、糖尿病患者應慎食。

搭配宜忌

😊 **桂圓＋紅棗**

桂圓養血補虛，紅棗同樣補血養血，搭配食用對腎虛、閉經有一定食療功效。

😊 **桂圓＋人參**

人參、桂圓都具有滋養強壯的作用，做成飲品飲用，可改善虛寒怕冷之症。

😊 **桂圓＋山藥**

二者煮粥食用，可健脾益氣、補虛養腎，女性月經期食用，有助於氣血恢復。

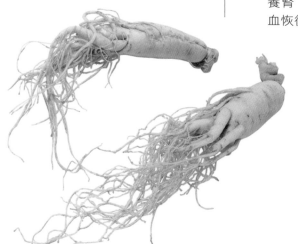

人參以支大皮細、色嫩黃、紋細、飽滿漿水足且無霉變蟲蛀者為佳。可切片後與桂圓煲湯飲用。

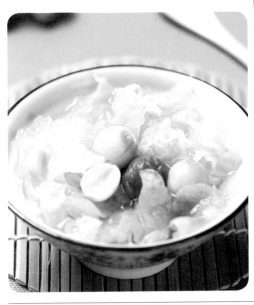

銀耳桂圓蓮子湯

材料　乾銀耳 20 克，桂圓 50 克，蓮子 80 克，冰糖適量。

做法　❶ 乾銀耳水浸泡 2 小時，擇去老根後撕成小朵；桂圓去殼；蓮子去心洗淨，備用。❷ 將泡發好的銀耳、桂圓肉、蓮子一同放入鍋內，加適量清水大火煮沸後，轉小火繼續煮，煮至銀耳、蓮子完全變軟，湯汁變濃稠，出鍋時加入冰糖即可。

養腎功效 蓮子有養心安神、健脾補腎、止瀉固精等功效，搭配銀耳、桂圓食用，滋補效果更佳。

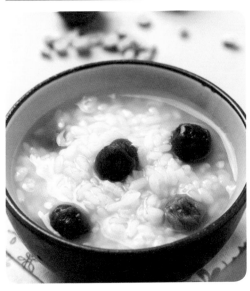

參耆桂圓粥

材料　西洋參 5 克，黃耆 3 克，桂圓肉 15 克，白米 100 克，冰糖適量。

做法　❶ 西洋參、黃耆、桂圓肉分別洗淨；米淘洗乾淨。❷ 將所有材料加適量水，一起放入砂鍋中，大火煮沸後，改小火熬煮成粥，調入適量冰糖即可。

養腎功效 補心安神、大補元氣。對因腎虛引起的氣血不足有一定食療作用。

最養腎的一日三餐

早餐　參耆桂圓粥＋香菇油菜（P69）

午餐　米飯＋酒醉豬腰絲（P153）＋茼蒿炒蛋（P61）

晚餐　小米南瓜餅（P45）＋芝麻青菜（P41）＋銀耳桂圓蓮子湯

葡萄

每日 200 克，建議榨汁、做膏、生食、煲湯、煮粥

性味歸經

性：平　味：甘、酸　歸經：腎、肺、脾經

養腎功效

中醫認為，葡萄可以「補血強智利筋骨，健胃生津除煩渴，益氣逐水利小便，滋腎宜肝好臉色」，說明葡萄作為溫補陽氣的食物，可強身益氣、補肝益腎、生津補血，對肝腎虛弱、腰背酸痛、氣短乏力有很好的調養功效。

食用宜忌

🙂 **帶皮食用**

葡萄皮是葡萄大部分營養的聚集部位，有極高的抗氧化活性，因此吃葡萄時最好帶皮吃。

☹ **吃後馬上喝水**

吃葡萄後馬上喝水很容易導致腹瀉，最好在吃後過一段時間再飲水。

搭配宜忌

🙂 **萄＋檸檬**

葡萄補肝腎、生津除煩；檸檬生津止渴。二者搭配適合腎陰虛患者食用。

🙂 **葡萄＋糯米**

葡萄富含葉酸，與富含鐵的糯米搭配，可維持紅血球的正常活動，使肌膚紅潤有光澤。

☹ **葡萄＋牛奶**

葡萄含有果酸，會導致牛奶中的蛋白質凝固，影響蛋白質的消化，甚至引起腹脹、腹瀉。

人群宜忌

🙂 兒童、婦女及體弱的人宜適量食用，是很好的滋補品。

☹ 糖尿病患者及便祕者不宜多吃。陰虛內熱、津液不足者忌食。肥胖之人也不宜多食。

檸檬富含維他命 C，是「壞血病」的剋星。可與葡萄共同榨汁飲用。

養腎靠食療

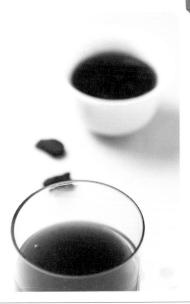

生地藕葡萄膏

材料　鮮藕汁、葡萄汁各 250 毫升，生地黃 200 克，蜂蜜適量。

做法　❶ 將生地黃發透，加水煎煮取汁，小火煎熬至較黏稠。❷ 加入藕汁、葡萄汁，繼續熬成膏狀，加入適量的蜂蜜，煮沸即可，晾涼後裝瓶，分次食用。

養腎功效 葡萄汁可補肝腎，生津液，利小便；蓮藕汁可清熱涼血；生地黃可清熱涼血，益陰生津。此飲適用於血熱型泌尿系統感染。

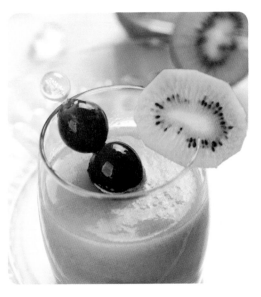

葡萄奇異果汁

材料　葡萄 200 克，奇異果 1 顆。

做法　❶ 葡萄洗淨；奇異果洗淨，去皮，切成 2 公分見方的小塊。❷ 將葡萄和奇異果放入榨汁機中，加半杯純淨水榨汁即可。

養腎功效 葡萄滋補肝腎、生津除煩，奇異果富含維他命 C。這款果汁能充分補充維他命 C，還可以預防牙齦出血，也可以給腎病患者補充維他命。

最養腎的一日三餐

早餐　葡萄奇異果汁＋花生核桃茯苓餅（P87）

午餐　米飯＋當歸生薑羊肉煲（P93）＋金針菇炒鱔絲（P115）

晚餐　鮮肉包＋松子仁爆雞丁（P91）＋生地藕葡萄膏

櫻桃

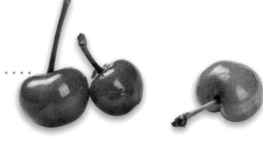

每日 9 顆，建議鮮食、煮食、浸酒

性味歸經

性：熱　味：甘、酸　歸經：脾、肝、腎經

養腎功效

中醫認為，櫻桃有益脾養胃、滋養肝腎、澀精止瀉等功效，對脾胃虛弱、肝腎不足、腰膝酸軟、遺精等症有很好的輔助療效。櫻桃還可以去除體內不潔的體液，促進血液循環，輔助腎臟排毒。

食用宜忌

😕 **大量食用**

大量食用櫻桃會使櫻桃中的膠質、可溶性物質與胃酸結合，形成難以溶解的沉澱物，易引起身體不適，出現腹瀉、嘔吐、頭暈等症狀。

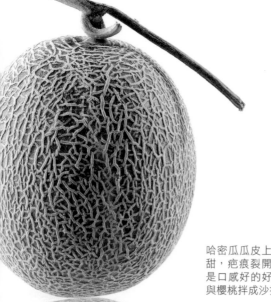

哈密瓜瓜皮上的疤痕越老越甜，疤痕裂開的甜度更高，是口感好的好瓜。可切塊後與櫻桃拌成沙拉食用。

搭配宜忌

😊 **櫻桃＋哈密瓜**

二者同食，所含的鐵與維他命 C 作用，可促進人體吸收鐵質，預防貧血。

😊 **櫻桃＋鹽**

櫻桃所含的鉀與鹽中的鈉可以一起作用，維持人體的酸鹼值平衡。

😕 **櫻桃＋蜂蜜**

含有維他命 C 的櫻桃與含有銅元素的蜂蜜同食，容易因氧化而失去營養價值。

人群宜忌

😊 缺鐵性貧血的人、癌症患者、消化不良的人、腎虛體虛的人宜食。

😕 有潰瘍症狀和陰虛火旺的人應慎食，糖尿病患者忌食。

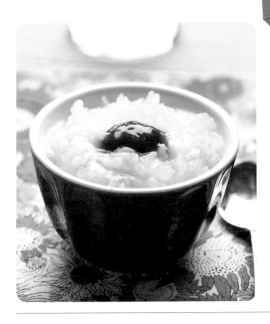

銀耳櫻桃粥

材料 銀耳 20 克，櫻桃、白米各 30 克，糖桂花、冰糖各適量。

做法 ❶ 銀耳用冷水浸泡回軟，洗淨，撕成片；櫻桃去柄，洗淨。❷ 白米淘洗乾淨，用冷水浸泡半小時，撈出，瀝乾水分。❸ 鍋中加適量清水，放入白米，先用大火燒沸，再改用小火熬煮。❹ 待米粒軟爛時，加入銀耳，再煮 10 分鐘左右，放入櫻桃，加糖桂花拌勻，煮沸後加冰糖。

養腎功效 櫻桃性溫，入脾、肝、腎經，有補中益氣、祛風除濕、滋養肝腎的功效，對腰膝酸軟有很好的輔助食療效果。

西米櫻桃粥

材料 西米 100 克，櫻桃 50 克，白糖、糖桂花各 10 克。

做法 ❶ 鮮櫻桃洗淨、去核，用白糖醃一會；西米淘淨，涼水浸泡 2 小時，撈起瀝乾。❷ 鍋中加適量涼水和西米，用大火煮沸，再用小火煮，至西米浮起呈糊狀後，加入白糖、糖桂花攪拌均勻。❸ 加櫻桃燒開，待櫻桃浮在西米粥上，即可關火。

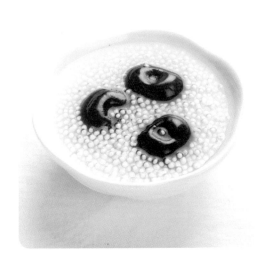

養腎功效 此款粥品具有調理肺臟和脾臟、去痰排毒的功效，對養護腎臟也很有益處。

最養腎的一日三餐

早餐　銀耳櫻桃粥＋韭菜炒核桃仁（P63）

午餐　米飯＋洋蔥炒羊肉（P93）＋綠花椰菜鵪鶉蛋湯（P107）

晚餐　西米櫻桃粥＋鮮肉包＋香菇油菜（P69）

桑葚

每日 20 個，建議煮粥、煲湯、榨汁、鮮食、製酒

性味歸經

性：寒　味：甘　歸經：心、肝、腎經

養腎功效

桑葚味甘酸，性微寒，補血滋陰，生津止渴，潤腸燥，適合陰虛體質者食用。對於男性性機能失調、屬寒熱混合體質的人來說，可以通過飲用桑葚汁來補充體力，提高性生活的質量。此外，桑葚的補腎作用還體現在它是很多治療死精症方劑的重要組成藥物。

食用宜忌

🙂 **黑紫色最佳**

黑紫色的桑葚其養腎滋陰的效果最佳。未成熟的桑葚含有氫氰酸，不可食用。

😕 **用鐵器熬煮**

製作桑葚醬、桑葚酒或者桑葚汁時忌用鐵器熬煮。桑葚分解的酸性物質與鐵產生化學反應，可能導致中毒。

搭配宜忌

🙂 **桑葚＋蜂蜜**

桑葚補肝益腎、養胃生津，與補中潤燥、止痛解毒的蜂蜜搭配，可滋補肝腎，滋陰助陽。

🙂 **桑葚＋牛骨**

桑葚補腎滋陰，與同樣有養腎效果的牛骨搭配，適用於因腎虛導致的多種中老年病症。

😕 **桑葚＋鴨蛋**

桑葚與鴨蛋都是寒涼之物，二者同食，可能會導致胃痛和消化不良，甚至引起腹瀉。

人群宜忌

🙂 一般人均可食用，尤其適合習慣性便祕、腎虛導致的鬚髮早白者。

😕 兒童不宜多食，脾胃虛寒便溏者禁食。

鴨蛋中的鐵和鈣含量遠高於雞蛋，但鴨蛋不宜與桑葚同食。

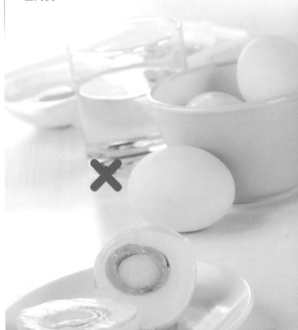

桑葚豬肉湯

材料　豬肉 100 克，桑葚 10 個，雞血藤 30
　　　克，黑豆 60 克，香油、鹽各適量。

做法　❶ 將豬肉洗淨後，切成塊，放入砂
　　　鍋中，加水適量及桑葚、雞血藤、
　　　黑豆，用大火煮開後改用小火燉煮。
　　　❷ 待水量減少 1/3 時，棄去雞血藤，
　　　加入香油、鹽調味，稍煮即成。可
　　　加少許香菜葉點綴。

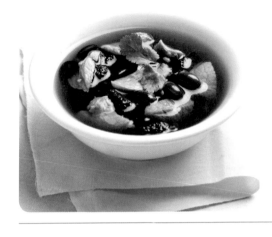

養腎功效 常食可抗病延年，防治大腦老化，增強
記憶力。對兼有貧血、虛勞咳嗽和虛煩失眠者尤為
適宜。

桑葚果粥

材料　鮮桑葚 80 克，糯米 100 克，冰糖
　　　適量。

做法　❶ 將桑葚洗淨，搗爛備用；糯米洗
　　　淨。❷ 將糯米放入砂鍋中，加適量
　　　清水，大火煮沸後改小火熬煮，粥
　　　熟後，加入桑葚和冰糖，煮至冰糖
　　　溶化即可。

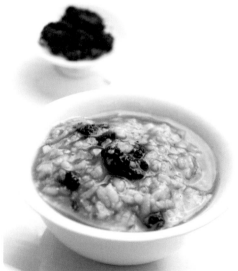

養腎功效 桑葚果粥具有補肝滋腎、益血明目的功
效，適用於肝腎陰虛所致的視力減退、耳鳴等症的
食療。

最養腎的一日三餐

早餐　桑葚果粥＋香椿苗拌核桃仁（P165）

午餐　米飯＋栗子扒白菜（P171）＋桑葚豬肉湯

晚餐　燕麥枸杞安神粥（P159）＋蓮藕燉豬排（P59）

核桃

每日 3 ～ 5 個，建議煲湯、煮粥、生食

性味歸經

性：溫　味：甘　歸經：腎、肺、大腸經

養腎功效

核桃有明顯的益壽、補腎、溫陽、養顏、健腦、潤膚、黑髮、利尿、消斑等功效，對腰痛腳軟、陽痿遺精和小便頻數等症有食療功效。中醫認為，每天持續食用兩三個核桃仁，可以發揮很好的補腎潤肺、健腦益智、延年益壽的作用。

食用宜忌

☺ **每天吃 3 個核桃**

美國研究人員發現，一個人每天吃 3 個核桃，可降低大約 10% 罹患心臟病的機率。每天持續吃 3 個核桃也是養腎的好方法。

☹ **去掉褐色外皮**

吃核桃仁時，很多人喜歡把包裹的褐色外皮去掉，殊不知這些外皮中含有的維他命 B_1、菸酸、亞麻酸等營養物質已被白白浪費掉了。

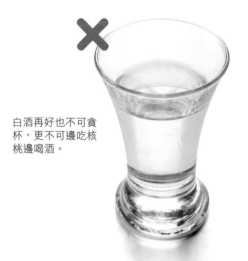

白酒再好也不可貪杯，更不可邊吃核桃邊喝酒。

搭配宜忌

☺ **核桃仁＋紅棗**

核桃仁補腎補腦，紅棗補血養顏，二者搭配食用，可以養血補腎，健腦益智。

☺ **核桃仁＋黑芝麻**

核桃仁溫補肺腎，黑芝麻補肝腎、烏髮、潤腸燥。二者搭配食用，可以補腎潤肺、烏髮生髮。

☹ **核桃＋白酒**

白酒本就不宜多喝，核桃生熱，白酒甘辛大熱，兩者同吃易上火。

人群宜忌

☺ 一般人均可食用，尤其適合脾腎陽虛者、腦力勞動者和青少年。

☹ 口乾、口苦、手足心發熱者不宜多吃，特別是不能吃炒過的核桃仁；哮喘黃痰或大便稀爛者不宜食用。

養腎靠食療

核桃桂圓雞丁

材料　核桃仁 5 個，桂圓肉 30 克，雞肉
　　　350 克，料酒、太白粉、醬油、蔥花、
　　　薑片、胡椒粉、鹽各適量。

做法　❶ 雞肉洗淨切丁，用料酒、太白粉、
　　　醬油拌勻。❷ 油鍋燒熱，下薑片、
　　　蔥花爆香，放入雞丁煸炒至變色，
　　　加入核桃仁、桂圓肉、胡椒粉，炒
　　　至熟時，加鹽調味即可。

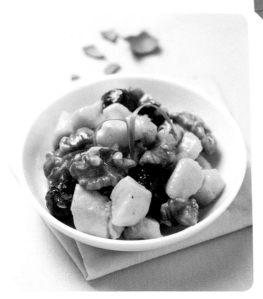

養腎功效 核桃仁補腎陽，潤肺護膚；桂圓肉養心
安神。核桃桂圓雞丁具有補腎潤肺、養心安神的作
用，適合於腎陽虛導致的失眠多夢等症的食療。

核桃仁粟米粥

材料　核桃仁 30 克，蓮子 15 克，紅棗 15
　　　個，桂圓肉 20 克，粟米 100 克。

做法　❶ 將核桃仁、蓮子、紅棗分別去雜，
　　　洗淨後放入溫開水中浸泡片刻。❷
　　　把蓮子取出，與淘洗的粟米同入砂
　　　鍋內，加水適量，大火煮沸後，改
　　　用小火煨煮 30 分鐘。❸ 待蓮子熟
　　　爛，再加入核桃仁、紅棗、桂圓肉，
　　　繼續用小火煨煮 20 分鐘，待蓮子、
　　　粟米煮至熟爛即成。

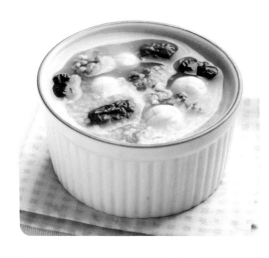

養腎功效 補氣養血、補腎健腦，常食可補充大腦
營養，延緩大腦老化進程。神經衰弱、失眠健忘的
更年期婦女尤為適宜食用。

最養腎的一日三餐

早餐　核桃仁粟米粥＋茼蒿炒蛋（P61）

午餐　米飯＋核桃桂圓雞丁＋草菇綠花椰菜湯（P67）

晚餐　香蕉煎餅（P171）＋香菇肉粥（P69）＋涼拌萵苣（P65）

花生

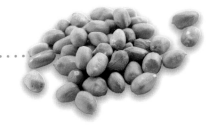

每日 20 克，建議煲湯、煮粥、蒸食、做餅

性味歸經

性：平　味：甘　歸經：脾、肺經

養腎功效

花生具有補腎養血、益智抗衰的功效。它的補腎作用體現在它可以促進人體的新陳代謝、增強記憶力，可益智、抗衰老、延長壽命。其含鈣量豐富，可以促進兒童骨骼發育，並有預防老年人發生骨質增生的作用。

食用宜忌

🙂 **燉煮食用**

花生以燉煮食用最佳，不但入口軟爛，易於消化，且能避免營養流失，如此補腎效果更佳。

🙁 **油炸、生食**

油炸和生食花生仁都是不可取的，前者會破壞花生仁的營養價值；後者無法破壞受潮、發霉的花生仁攜帶的黃麴毒素，一旦誤食，有害人體健康。

苦瓜中的苦瓜素和奎寧成分會刺激子宮收縮，孕婦忌食，苦瓜也不宜與花生搭配。

搭配宜忌

🙂 **花生仁＋豬腳**

花生仁補腎養血，豬腳補虛弱、填腎精。二者一起煲湯適合產後缺乳的女性食用。

🙂 **花生仁＋牛肉**

花生仁補腎養血，牛肉滋陰養血、強筋壯骨。二者搭配食用可養血潤膚、美容養顏。

🙁 **花生＋苦瓜**

花生多油脂，苦瓜性寒涼，二者同食，易增其滑利之性，多食很容易導致腹瀉。

人群宜忌

🙂 一般人均可食用，孕婦、腎陽虛、腎精不足者宜食。

🙁 膽病患者、血黏度高或有血栓的人及熱性體質易上火者忌食。

花生核桃茯苓餅

材料　麵粉 200 克，茯苓粉 100 克，核桃仁、松子仁各 15 克，花生仁 20 克，發酵粉適量。

做法　❶ 核桃仁研細，花生搗碎。❷ 將麵粉、茯苓粉、發酵粉混合，加適量清水，揉成麵糰。❸ 將核桃仁、松子仁、花生仁包於麵糰內，製成餅，放入烤箱烤熟即可。

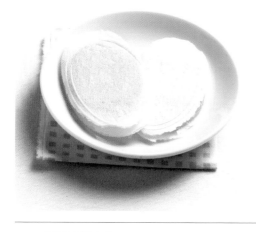

養腎功效 花生仁補腎養血，核桃仁補腎潤肺，茯苓健脾利濕。花生核桃茯苓餅可養血潤燥、滋陰除濕，適合腎陰虛患者食用。

花生豌豆白米粥

材料　花生仁 80 克，鮮豌豆 50 克，白米 100 克，鹽適量。

做法　❶ 豌豆洗淨，浸泡 3 小時；花生仁和白米洗淨。❷ 將花生仁、豌豆、白米放入鍋中，加適量清水，熬煮成粥，加鹽調味即可。

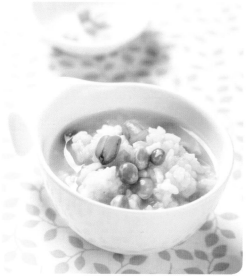

養腎功效 花生健脾和胃、利腎去水，豌豆益脾和胃，白米補中益氣。此粥可健脾利腎，利水祛濕，適合於腎炎引起的尿頻、尿急等症的食療。

最養腎的一日三餐

早餐　花生豌豆白米粥＋韭菜炒蛋（P63）

午餐　米飯＋松子仁爆雞丁（P91）＋冬瓜海帶薏仁湯（P111）

晚餐　花生核桃茯苓餅＋芝麻青菜（P41）＋白蘭花豬肉湯（P97）

栗子

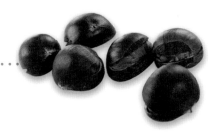

每日 200 克，建議煮粥、煲湯、炒食、蒸食

性味歸經

性：溫　味：甘、鹹　歸經：脾、肝、腎經

養腎功效

據《本草綱目》記載，栗子可以治腎虛、腰腿無力，通腎益氣，厚腸胃。栗子是富有營養的滋補品及治療的良藥，尤其對腎虛患者有良好的療效，故又稱「腎之果」。它具有補腎強筋、養胃健脾、活血止血的功效，是抗衰老、延年益壽的滋補佳品。

食用宜忌

🙂 **兩餐之間食用**

栗子最好在兩餐之間食用，或放入飯菜中食用，如此其營養成分可以被人體充分吸收，而補腎養胃的功效也能更明顯。

🙁 **食用過多**

栗子生吃不易消化，熟吃又滯氣，所以一次不能多食，否則會傷脾胃，影響健康。另外，新鮮栗子易變質霉爛，吃後會中毒，所以變質的栗子不能吃。

搭配宜忌

🙂 **栗子＋豬瘦肉**

栗子與豬瘦肉搭配製作栗子豬肉湯，適合腎虛導致的腰膝酸軟患者食用。

🙂 **栗子＋鱔魚**

栗子養胃健脾、補腎強腰，鱔魚補血養心，二者搭配具有健脾益氣、補腎強心的作用。

🙁 **栗子＋牛肉**

栗子中的維他命易與牛肉中的微量元素發生反應，這樣會削弱栗子的營養價值，且不易消化。

人群宜忌

🙂 一般人均可食用，尤其適合老年腎虛者、小便頻多者及氣管炎咳喘者。

🙁 消化不良、便祕者不宜食用。

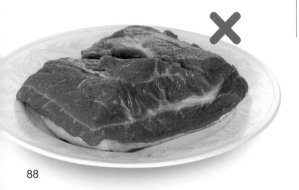

牛肉蛋白質含量高，而脂肪含量低，其成分比豬肉更接近人體需要。但不宜與栗子同食。

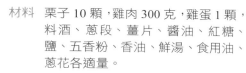

養腎靠食療

栗子燉雞塊

材料　栗子 10 顆，雞肉 300 克，雞蛋 1 顆，料酒、蔥段、薑片、醬油、紅糖、鹽、五香粉、香油、鮮湯、食用油、蔥花各適量。

做法　❶ 將栗子洗淨，入沸水中焯燙，去殼；雞肉洗淨斬塊；另取碗磕入雞蛋，放入雞塊拌勻。❷ 油鍋燒熱，放入栗子炸黃撈出，將雞塊下鍋略炸。❸ 另取砂鍋，倒入鮮湯，放雞塊、料酒、薑片、蔥段、醬油、紅糖，煮至七成熟時加栗子，改用小火煨燉熟爛，加入鹽、五香粉拌勻，淋上香油、蔥花即成。

養腎功效 這道菜補腎強筋、補中益氣，常食可治療腎虛引發的腰膝酸軟、貧血頭暈。

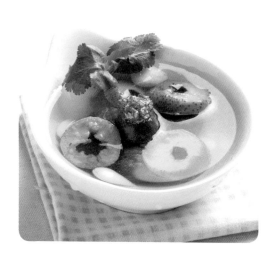

山楂栗子

材料　鮮山楂、栗子各 250 克，白果 8 克，白糖、桂花糖、蜂蜜、香油各適量。

做法　❶ 將鮮山楂洗淨，入鍋煮至五成熟，撈出去皮、核。❷ 栗子洗淨，將殼淺剁十字口，放入沸水鍋中焯一下撈出，剝去殼。白果去殼、膜，洗淨。❸ 栗子、白果放入盆內，加水，上籠蒸 20 分鐘，熟透取出。❹ 鍋內放入白糖、水、蜂蜜、山楂、栗子及白果，煮熟後放入桂花糖，淋上香油即可。

養腎功效 山楂栗子補腎健脾、止咳定喘，對脾肺兩虛型腰酸膝軟、下肢無力及慢性支氣管炎患者效果尤佳。

最養腎的一日三餐

早餐　山楂栗子＋蟹肉蓮藕粥（P59）

午餐　米飯＋栗子燉雞塊＋草菇綠花椰菜湯（P67）

晚餐　花生核桃茯苓餅（P87）＋海帶燉排骨（P111）

松子

每日 25 克，建議煲湯、煮粥、炒菜、磨粉

性味歸經

性：溫　味：甘　歸經：肺、大腸經

養腎功效

現代醫學研究表明，經常食用松子仁有滋陰補腎、潤燥滑腸、補氣養血、增強性功能等作用，其適用於病後體虛、肺燥咳嗽、便祕、口乾、心悸失眠、頭暈目眩等症，對遺精盜汗、勃起力度缺乏者有較好的食療功效。

食用宜忌

🙂 **適量食用**

由於松子仁油性較大，且屬於高熱量食品，吃得太多會使體內脂肪增加，因此每天食用 20～30 克為宜。

☹ **長久儲存**

存放時間長的松子仁會產生異味，不宜再食用。可事先將松子炒熟並密封保存。

核桃健腦補腎，心臟病患者每天吃 3 個核桃可降低 10% 的發病率。

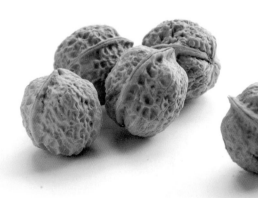

搭配宜忌

🙂 **松子＋玉米**

松子和玉米搭配可用於脾肺氣虛、乾咳少痰、皮膚乾燥、大便乾結等症的輔助食療。

🙂 **松子＋核桃**

松子滋陰補腎，核桃補腎潤肺，二者搭配，對陰虛肺燥、咳嗽咽乾等症有食療功效。

☹ **松子＋酒精**

松子脂肪含量較高，搭配酒精大量食用，易導致脂肪在肝臟聚集，引起脂肪肝。

人群宜忌

🙂 一般人皆可食用，尤其是老年人、女性、腦力勞動者。

☹ 膽囊功能嚴重不良者及脾虛、腹瀉、痰多患者慎食。

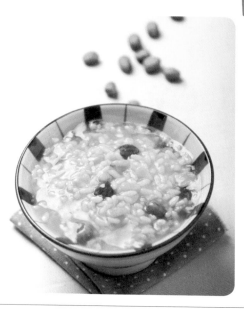

松子仁花生粥

材料　松子仁 10 克，花生仁 20 克，白米
　　　50 克。

做法　❶ 松子仁、花生仁、白米洗淨。❷
　　　將松子仁、花生仁、白米放入鍋中，
　　　加入適量清水，大火燒開轉小火煮
　　　30 分鐘即可。

養腎功效 松子仁補腎陰、潤腸燥，花生補腎養
血，白米養陰、補中益氣。此粥可潤腸增液，滑腸
通便，對婦女產後便秘有較好的食療功效。

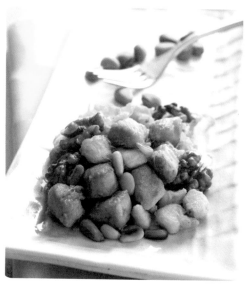

松子仁爆雞丁

材料　松子仁 20 克，雞肉 250 克，蔥末、
　　　薑末、鹽、白糖、太白粉水、胡椒
　　　粉各適量。

做法　❶ 雞肉切丁；松子仁去皮。❷ 鍋
　　　中倒油，燒至四成熱時放入雞肉丁
　　　撥散，盛出控油。❸ 另取鍋倒油，
　　　放入蔥末、薑末爆香，加鹽、白糖、
　　　胡椒粉，下雞丁翻炒，用太白粉水
　　　勾芡，下松子仁炒熟即成。

養腎功效 松子仁滋陰補腎、潤燥滑腸，雞肉有
溫中益氣、補虛填精、健脾胃、活血脈、強筋骨的
功效。松子仁爆雞丁適合腎陰虛或腎精不足的患者
食用。

最養腎的一日三餐

早餐　松子仁花生粥＋涼拌萵苣（P65）

午餐　黑米紅棗飯（P43）＋松子仁爆雞丁＋草菇綠花椰菜湯（P67）

晚餐　米飯＋淡菜雙耳雞（P101）＋蓮子芡實豬肉湯（P51）

肉禽蛋類

羊肉

每日 200 克，建議煲湯、煮粥、炒食

性味歸經

性：溫　味：甘　歸經：腎、脾經

養腎功效

羊肉具有補腎、益氣補虛的功效。《本草綱目》中記載，羊肉能：「暖中補虛、補中益氣、開胃健脾、益腎氣、養膽明目，治虛勞寒冷、五勞七傷。」經常食用羊肉或羊肉湯對腎虧陽痿、腰膝酸軟、腹部冷痛、虛寒哮喘等一切虛證有補益和食療作用。

食用宜忌

😊 **搭配蔬菜食用**

吃羊肉時，最好搭配一些白菜、油菜、蘿蔔等蔬菜，有助於更好地發揮羊肉的補益功效。

☹ **涮肉不熟就吃**

涮羊肉講究肉嫩，但一味追求羊肉的味美鮮嫩，將羊肉片在沸水中輕輕一涮，尚未熟透就吃，這樣非常不利於身體健康。

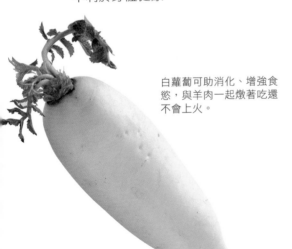

白蘿蔔可助消化、增強食慾，與羊肉一起燉著吃還不會上火。

搭配宜忌

😊 **羊肉＋白蘿蔔**

羊肉是溫補之品，和具有清熱生津的白蘿蔔搭配可消積滯、化痰熱，而不會上火。

😊 **羊肉＋黃耆**

羊肉溫補腎陽，黃耆補中益氣，二者搭配可以發揮補益肺氣、健脾補腎的作用。

☹ **羊肉＋醋**

羊肉大熱，益氣補虛，而醋性酸溫，宜與寒性食物相配，不宜與羊肉搭配。

人群宜忌

😊 適宜久病體虛、腎氣耗損者，尤其適合支氣管炎、咳喘者和產婦食用。

☹ 感冒發燒以及患有高血壓、肝病、急性腸炎和其他感染病者不宜食用羊肉。

當歸生薑羊肉煲

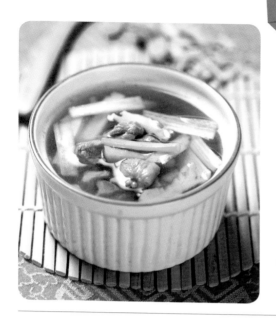

材料 羊肉 500 克，當歸 5 克，薑片、蔥
　　　段、鹽、料酒各適量。

做法 ❶ 羊肉洗淨、切塊，用沸水焯燙。
　　　❷ 當歸在熱水中浸泡 30 分鐘，浸泡
　　　的水不要倒掉，用泡過當歸的水煲
　　　湯。❸ 將羊肉塊放入鍋內，加入薑
　　　片、當歸、料酒、蔥段和泡過當歸
　　　的水，小火煲 2 小時，加鹽調味即可。

養腎功效 當歸補血養血，羊肉益氣補虛、補腎壯
陽。當歸生薑羊肉煲既補陽氣又補氣血，很適合一
到冬天就手腳冷麻的人食用。

洋蔥炒羊肉

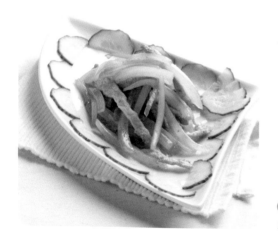

材料 羊肉 200 克，洋蔥 100 克，薑絲、
　　　花椒、辣椒、鹽、黃酒、醋、食用
　　　油各適量。

做法 ❶ 將羊肉洗淨切成絲，洋蔥切絲。
　　　❷ 鍋上火，放入食用油燒熱，放入
　　　花椒、辣椒炸焦，撈出後再放入羊
　　　肉絲、薑絲、洋蔥絲翻炒，加入鹽、
　　　黃酒、醋，熟透收汁即成。

養腎功效 溫陽通便，主治勃起功能障礙、產後貧
血、產後缺乳、腹痛、寒疝等。

最養腎的一日三餐

早餐　黑芝麻核桃粥（P41）＋香椿苗拌核桃仁（P165）

午餐　米飯＋當歸生薑羊肉煲＋茼蒿炒蛋（P61）

晚餐　米飯＋洋蔥炒羊肉＋蝦仁冬瓜湯（P163）

羊骨

每日 200 克，建議燉湯、煮食

性味歸經

性：溫　味：甘　歸經：腎經

養腎功效

羊骨部位不同，功效也有差異。《本草綱目》中對羊骨不同部位均有介紹，頭骨「主治風眩瘦疾，小兒驚癇」；脊骨「主治虛勞寒中羸瘦，補腎虛，通督脈，治腰痛下痢」；尾骨「主治益腎明目，補下焦虛冷」；脛骨「治療腎虛不能攝精，白濁，除濕熱，健腰腳，固牙齒」。

食用宜忌

🙂 **熬湯食用**

羊骨是熬湯的好原料，味道鮮美且不易上火，若是再搭配一些冬瓜、木耳等蔬菜，是腎虛患者滋陰壯陽的佳品。

☹ **放鹽過多、過早**

烹製羊骨時，鹽在一開始要少放，因為在吃的時候如果味道淡，可以再加鹽，而一開始鹽要是放多了，肉就不容易燉爛。

人群宜忌

🙂 身體羸弱、腰膝無力者，血小板減少、貧血患者宜食用。

☹ 口舌生瘡、有痰者及發熱病人忌食。

搭配宜忌

🙂 **羊骨＋黑豆**

羊骨有補腎、強筋的作用，與有「腎之穀」美譽的黑豆搭配，可補腎強身。

🙂 **羊骨＋生薑**

生薑溫中降逆、益脾養胃，與養腎的羊骨搭配，可溫補腎陽、祛寒補虛。

☹ **羊骨＋栗子**

羊骨中含有磷酸鈣、碳酸鈣，與栗子搭配，易導致消化不良，甚至引發嘔吐。

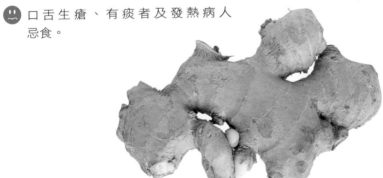

燉羊骨時加點生薑，可緩解羊骨本身的腥味，還有溫補腎陽的功效。

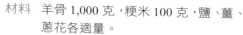

羊骨粥

材料　羊骨 1,000 克，粳米 100 克，鹽、薑、蔥花各適量。

做法　❶ 將羊骨洗淨打碎，加水煎湯。❷ 取湯代水與淘洗乾淨的粳米一同入砂鍋，用大火燒開後轉用小火熬煮，待粥快熟時調入鹽、薑、蔥花，再稍煮即成。

養腎功效 補腎氣、強筋骨、健脾胃，對勃起功能障礙、產後貧血、產後缺乳、腹痛、寒疝等病症效果尤佳。

羊骨紅棗湯

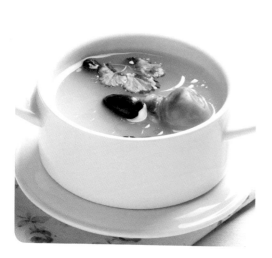

材料　羊脛骨 500 克，紅棗 50 克。

做法　將羊脛骨洗淨，放入砂鍋中，加水適量，先用大火煮沸，再轉用小火煎煮 1 小時，投入洗淨的紅棗，繼續用小火燉煮 2 小時左右即成。可加少許香菜葉點綴。

養腎功效 補腎健脾，益髓生血，適用於眩暈、腦疲勞等症的食療。

最養腎的一日三餐

早餐　羊骨粥＋芝麻青菜（P41）

午餐　米飯＋栗子鱔魚煲（P115）＋茼蒿炒蛋（P61）

晚餐　米飯＋腰果綠花椰菜（P67）＋羊骨紅棗湯

豬肉

每日 100 克，建議煮食、燉食、炒食

性味歸經
性：溫　味：甘、鹹　歸經：脾、胃、腎經

養腎功效
豬肉是人們餐桌上常見的肉類之一。《隨息居飲食譜》中指出，豬肉「補腎液，充胃汁，滋肝陰，潤肌膚……」，豬肉有補腎益胃、滋陰潤膚的效果。豬瘦肉富含鐵，更是預防貧血的佳品。

食用宜忌

🙂 **切大塊慢燉煮**

燉豬肉時最好切大塊，可防止氮物質的釋放，增加肉的鮮味，而長時間慢慢燉煮，則會減少脂肪和膽固醇的含量。

🙁 **熱水浸泡**

豬肉中的肌溶蛋白物質在 15℃以上的水中易溶解，這樣會損失很多營養，口味也會受到影響。

搭配宜忌

🙂 **豬肉＋南瓜**

南瓜可降低血糖，豬肉有豐富的營養，二者搭配對腎虛型糖尿病患者非常有益。

🙂 **豬肉＋青椒**

青椒和豬肉都含有豐富的蛋白質及適度的熱量，兩者搭配食用，既能強化肝臟，還能養腎祛寒。

人群宜忌

🙂 身體瘦弱、產後血虛、貧血及營養不良者宜適當進食豬肉。

🙁 肥胖、血脂過高、冠心病等患者要慎食或不食豬肉，特別是肥肉。

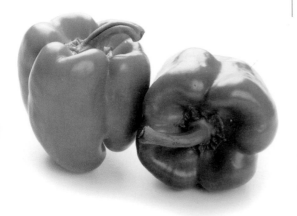

青椒顏色翠綠，質厚肉肥，甜而不辣，用來炒豬肉味道超棒。

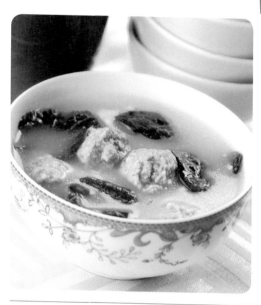

山藥肉丸湯

材料 山藥泥 100 克，豬肉泥 150 克，香菇碎 30 克，雞蛋清 1 顆，油菜 2 株，香油、蔥花、薑末、白胡椒粉、太白粉水、鹽各適量。

做法 ❶ 將山藥、豬肉泥、香菇碎、雞蛋清放一起，加適量的以上調料按一個方向攪拌上勁。❷ 油菜洗淨，掰開；鍋中倒油燒熱，放入剩下的蔥花、薑末爆香，倒入足量水煮開。❸ 用匙或者手將肉泥團成丸子，輕輕放入鍋中，煮 10 分鐘左右，放入油菜煮熟即可。

養腎功效 山藥、豬肉皆有補中益氣、補腎虛的作用，兩者搭配對腎陰虛所致的脫髮、多汗有一定食療效果。

白蘭花豬肉湯

材料 豬瘦肉 200 克，鮮白蘭花 30 克，鹽適量。

做法 ❶ 豬瘦肉洗淨，切小塊；白蘭花洗淨，掰成小朵。❷ 豬瘦肉塊與白蘭花一起放入鍋中，加適量清水，燉煮至熟，加鹽調味即可。

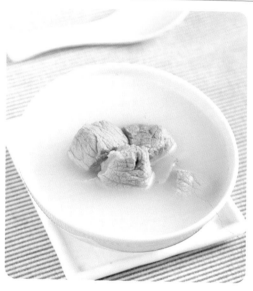

養腎功效 白蘭花可直接入藥，對前列腺炎效果極佳。此湯能補腎滋陰、行氣化濁。

最養腎的一日三餐

早餐　鮮蝦韭菜粥（P179）＋小米南瓜餅（P45）

午餐　米飯＋山藥肉丸湯＋海帶燉排骨（P111）

晚餐　米飯＋涼拌豬心（P159）＋白蘭花豬肉湯

豬腰

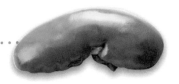

每日 50 克，建議煲湯、煮粥、炒食

性味歸經

性：平　味：鹹　歸經：腎經

養腎功效

豬腰即豬腎，中醫上「以臟養臟」的理論和民間「吃什麼補什麼」的說法都認為食用豬腰能強身健體，可用於遺精、陽痿、腎虛腰痛、老年性耳聾等症的食療。《本草綱目》和《千金方》中也指出豬腰具有補腎固精、壯骨髓、補腎氣的功效。

食用宜忌

😊 **猛火爆炒**

炒豬腰時，需用猛火爆炒，這樣炒出來的豬腰肉質脆嫩，口感好，補虛養腎的效果也最佳。

😊 **用蔥薑汁去腥味**

豬腰切片後，為去腥味，用蔥薑汁泡約 2 小時，換兩次清水，泡至腰片發白膨脹即成。

搭配宜忌

😊 **豬腰＋當歸**

豬腰補腎固精，當歸補血養血。二者搭配可以發揮補腎養血、活血止痛的作用。

😊 **豬腰＋栗子**

豬腰補腎固精、壯骨髓，栗子補腎強腰、養胃健脾。二者搭配可增強補腎強身的效果。

😟 **豬腰＋黃豆**

豬腰與黃豆搭配，可能引起腸胃消化功能不適，導致消化不良。

人群宜忌

😊 老年人腎虛耳聾、耳鳴者及因腎虛導致的腰酸腰痛、遺精、盜汗者宜常食。

😟 豬腰膽固醇含量偏高，高血壓病、冠心病、動脈粥樣硬化、高脂血症等患者不宜食用。

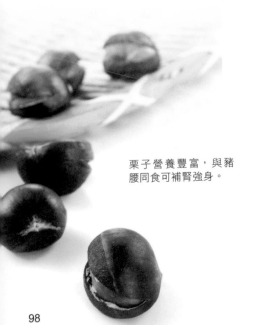

栗子營養豐富，與豬腰同食可補腎強身。

杜仲腰花

材料　杜仲 12 克，豬腰 1 對，蔥段、薑片、鹽各適量。

做法　❶ 杜仲煎水取汁；豬腰洗淨，去內膜，切為腰花。❷ 油鍋燒至七成熱，放入蔥段、薑片熗鍋，用杜仲汁做調料汁，放入腰花爆炒，加鹽調味即可。可加少許香菜葉點綴。

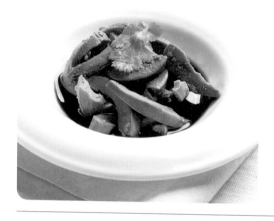

養腎功效 杜仲腰花具有補肝腎、強筋骨的作用，適用於中老年人肝腎不足所致的腎虛腰痛、腰膝無力、頭暈耳鳴等症的食療。

金針菇炒腰花

材料　金針菇 250 克，豬腰 1 個，鹽、料酒、醬油、太白粉水、蔥絲、薑絲、食用油各適量。

做法　❶ 將豬腰對剖，去掉臊筋洗淨，斜切成花塊，放入碗中，加醬油、料酒、鹽拌勻；金針菇去雜，洗淨，切段。❷ 將炒鍋上火，放食用油燒熱，加入蔥絲、薑絲煸炒，再放入腰花塊煸炒，炒熟入味，加入金針菇段煸炒入味，用太白粉水勾芡，起鍋裝盤即成。

養腎功效 常食可補養腦細胞，改善腦缺氧，增強注意力，消除腦疲勞。對用腦過度、頭暈目眩者尤為適宜。

最養腎的一日三餐

早餐　花生豌豆白米粥（P87）＋芝麻青菜（P41）

午餐　米飯＋金針菇炒腰花＋茼蒿炒蛋（P61）

晚餐　米飯＋杜仲腰花＋芥菜干貝湯（P184）

烏骨雞

每日 150 克，建議煲湯、蒸、煮

性味歸經

性：平　味：甘　歸經：腎、肝、脾、肺經

養腎功效

烏骨雞有益腎養陰、除煩熱、平肝袪風的功效。《本草綱目》記載：「烏骨雞可補虛勞，益產婦，治女人崩中帶下，一切虛損諸病。」中醫臨床的婦科要藥「烏雞白鳳丸」，因其對婦科諸多病症有特殊的療效而馳名中外。

食用宜忌

🙂 **用砂鍋小火慢燉**

燉煮烏骨雞時，最好不要用壓力鍋，使用砂鍋小火慢燉最好，這樣可使其所含的營養物質充分釋放出來，有利於人體的吸收利用。

🙁 **食用過多**

烏骨雞雖是補益佳品，但多食會生痰助火，生熱動風，所以體胖及邪氣內盛者宜少食或忌食。

500 克黃豆的蛋白質含量抵得上 1500 克雞蛋，但黃豆不可與烏骨雞同食。

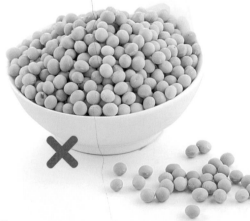

搭配宜忌

🙂 **烏骨雞＋鴿肉**

鴿肉與烏骨雞都有補腎的作用，二者搭配食用可使它們滋陰補陽的功效進一步加強。

🙂 **烏骨雞＋紅棗**

烏骨雞與紅棗一起煲湯食用有滋陰補腎、益氣補血的作用，特別適合於月經不調的女性。

🙁 **烏骨雞＋黃豆**

黃豆中含有植酸，會影響烏骨雞肉中所含的蛋白質、鐵、鋅的吸收，從而降低烏骨雞的營養價值。

人群宜忌

🙂 腎陰虛、腎氣不足、腎精不足或營養不良者宜食。

🙁 感冒患者、急性菌痢腸炎初期患者、嚴重皮膚病患者忌食。

淡菜雙耳雞

材料　淡菜 20 克，木耳、銀耳各 10 克，烏骨雞 1 隻，料酒、蔥花、薑末、鹽、五香粉各適量。

做法　❶ 將淡菜、木耳、銀耳分別浸泡，洗淨，木耳及銀耳撕成朵狀。❷ 烏骨雞洗淨，入沸水鍋焯透，撈出，雞腹中放入淡菜、木耳、銀耳，轉入砂鍋內，加足量水（以浸泡烏骨雞為度），大火煮沸，烹入料酒，改用小火煨燉。❸ 待烏骨雞熟爛，加蔥花、薑末、鹽、五香粉，再煮至沸即成。可加少許香菜葉點綴。

養腎功效 補肝腎，益精血，固澀精液，清心安神，滋陰調經，對肝腎陰虛型和腎氣不固型陽痿、早洩有一定食療效果。

桂圓燉烏骨雞

材料　烏骨雞 1 隻，桂圓 10 顆，當歸 15 克，紅棗 4 顆，薑片、料酒、鹽各適量。

做法　❶ 將桂圓去殼；紅棗洗淨，泡發；當歸用清水洗淨，切片。❷ 烏骨雞宰殺去雜，洗淨，放入沸水焯一下取出，用水洗淨。❸ 將以上各料一同放入燉盅內，加料酒及水適量，蓋上燉盅蓋，放入鍋內，隔水燉 4 小時左右，加入鹽調味即成。可加少許香菜葉點綴。

養腎功效 雙補氣血，健腦益腎。常食可補充大腦營養，消除大腦疲勞，增強記憶力，強壯精神。對兼有神經衰弱、水腫、單純性甲狀腺腫大者尤為適宜。

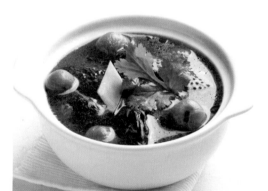

最養腎的一日三餐

早餐　鮮蝦韭菜粥（P179）＋小米南瓜餅（P45）

午餐　米飯＋桂圓燉烏骨雞＋草菇綠花椰菜湯（P67）

晚餐　燕麥枸杞安神粥（P159）＋淡菜雙耳雞

鴨肉

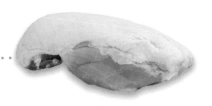

每日 150 克，煲湯、煮粥、炒食

性味歸經

性：微寒　味：甘、鹹　歸經：腎、胃、肺經

養腎功效

鴨肉是補虛勞、消水腫的聖藥。《本草綱目》中記載，鴨肉可「填骨髓、長肌肉、生津血、補五臟」，從中醫的角度看，鴨依水而生，鴨肉有滋陰補腎、補虛生津、利水消腫的作用，非常適合腎虛水腫者食用。

食用宜忌

🙂 **燒鴨吃嫩，煲湯吃老**

嫩鴨或餵養一年多的鴨，其肉質嫩，比較好吃，也易燒熟。但有的人認為老鴨具有較好的滋補作用，因此煲湯宜用老鴨。

🙁 **煙燻、煎炸**

鴨肉不宜用煙燻或煎炸的方法烹調，否則會導致苯並芘物質的產生，有致癌作用。

紅小豆消腫解毒，與鴨肉一起燉湯，利水作用更強。

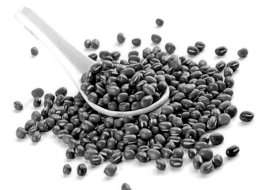

搭配宜忌

🙂 **鴨肉＋酸菜**

鴨肉滋陰養胃、利尿消腫，與開胃的酸菜搭配，可滋陰養腎、清肺補血、開胃殺菌。

🙂 **鴨肉＋紅小豆**

鴨肉補腎、利尿、生津，紅小豆利尿消腫，二者搭配能發揮退熱消腫、滋養腎陰的作用。

🙁 **鴨肉＋甲魚**

雖然鴨肉與甲魚都是養腎佳品，但二者也都是寒性食物，搭配食用易導致腹瀉。

人群宜忌

🙂 腎炎水腫、小便不利、上火、內熱者宜吃。

🙁 素體虛寒，受涼引起的不思飲食、胃部冷痛、腹瀉不止、腰腿酸軟及寒性痛經、慢性腸炎、動脈硬化患者應少食；感冒患者不宜食用。

老鴨枸杞粥

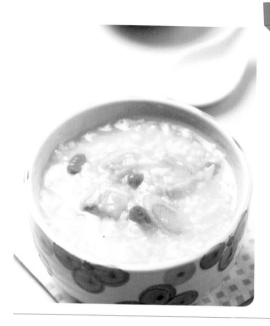

材料 鴨肉 250 克，白米 50 克，山藥 100 克，枸杞子、生地黃各 15 克，香油、鹽各適量。

做法 ❶ 鴨肉處理乾淨，剁塊，焯燙；生地黃煎煮取汁；山藥洗淨，去皮，切丁；白米洗淨。❷ 將鴨肉、枸杞子、山藥、白米放入鍋中，加入生地黃汁和適量清水熬煮成粥。❸ 加鹽調味，淋入香油即可。

養腎功效 鴨肉和枸杞子都有滋陰補腎的功效，白米補中益氣，山藥益肺腎、健脾胃、補虛羸。老鴨枸杞粥適用於腎陰不足引起的黃褐斑等症的食療。

桂圓燒鴨

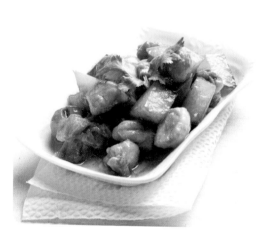

材料 鴨肉 750 克，桂圓肉 10 顆，馬鈴薯 1 顆，薑片、蔥絲、鮮湯、鹽、料酒、醬油、胡椒粉、白糖、食用油各適量。

做法 ❶ 將鴨肉入沸水焯燙，切塊；馬鈴薯去皮切塊。❷ 油鍋燒熱，下馬鈴薯塊，略炸撈出。❸ 鍋內留底油，下蔥絲、薑片煸香，下料酒、醬油、胡椒粉、白糖，放入鴨肉塊和鮮湯，大火煮開後，用小火煨至六成熟。❹ 放入桂圓肉、馬鈴薯塊、鹽，同煮至熟即成。可加少許香菜葉點綴。

養腎功效 滋陰補腦，養血安神，常食可增強免疫功能，消除大腦疲勞。

最養腎的一日三餐

早餐 老鴨枸杞粥＋芝麻青菜（P41）

午餐 米飯＋桂圓燒鴨＋草菇綠花椰菜湯（P67）

晚餐 紫菜包飯（P159）＋泥鰍瘦肉湯（P117）

鴿肉

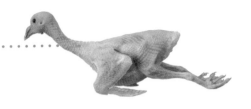

每日 150 克，煲湯、煮粥

性味歸經

性：平　味：鹹　歸經：肝、腎經

養腎功效

鴿肉有滋腎益氣、祛風解毒、補氣虛、益精血、暖腰膝、利小便等功效，能防治多種疾病。《本草綱目》中記載：「鴿羽色眾多，唯白色入藥。」鴿肉不僅能壯體補腎，還有健腦補神、降血壓、降血糖、養顏美容等功效。

食用宜忌

😊 烹調時加啤酒

烹調鴿肉時適當加入些啤酒，可讓味道更香，鴿肉和啤酒的比例以 5：1 為宜，事先醃漬 10 分鐘，烹調出的鴿肉滋味鮮美，嫩滑可口。

搭配宜忌

😊 鴿肉＋山藥

鴿肉補肝腎、益精血，山藥健脾止瀉、補肺益腎，二者同食效果更佳。

😊 鴿肉＋枸杞子

鴿肉含有維他命 E、鋅、硒等，與同樣含有鋅、硒的枸杞子搭配，具有補腎壯陽的功效。

😊 鴿肉＋黃耆

鴿肉補腎益氣，黃耆補氣強身，二者搭配食用可用於腎虛早洩、腰膝酸軟等症的食療。

人群宜忌

😊 適合身體虛弱、貧血的人進食，尤其適合產婦食用。

😟 孕婦、尿毒症患者及發熱、熱病初癒的人不宜食用。

很多人在處理山藥時手部會發癢過敏，只要將保鮮袋套在手上就可以避免皮膚過敏。

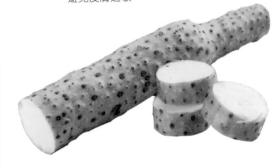

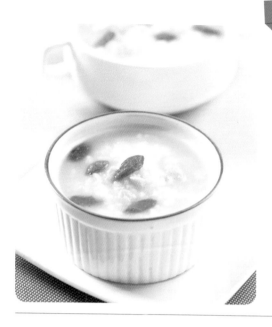

養腎靠食療

枸杞鴿子粥

材料　枸杞子 30 克，鴿子 1 隻，白米 50
　　　克，鹽適量。

做法　❶ 枸杞子揀去雜質。❷ 鴿子處理乾
　　　淨，切碎；白米洗淨，浸泡 30 分鐘。
　　　❸ 將枸杞子、鴿子肉、白米放入鍋
　　　中，加適量清水，大火煮沸，轉小
　　　火熬煮成粥，加鹽調味即可。

養腎功效 鴿肉補腎益氣、養血，枸杞子滋補肝腎，
白米補中益氣。三者搭配煮粥可滋陰補血、潤膚養
顏，適合貧血的女性食用。

鴿肉木耳湯

材料　鴿子 1 隻，水發木耳 80 克，蔥段、
　　　薑片、蒜瓣、鹽各適量。

做法　❶ 鴿子處理乾淨，切塊。❷ 將鴿肉

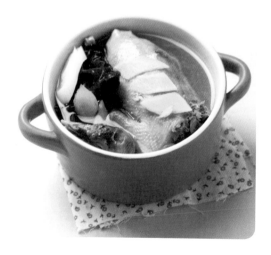

　　　放入鍋中，加入適量清水和蔥段、
　　　薑片、蒜瓣，大火煮沸，放入木耳，
　　　小火燉煮至熟，加鹽調味即可。

養腎功效 鴿肉滋腎益氣；木耳色澤黑褐，質地柔
軟，味道鮮美，營養豐富。二者一起煲湯可補腎培
元、益氣補血、健腦補神，適用於大腦疲勞、記憶
力減退等症的食療。

最養腎的一日三餐

早餐　枸杞鴿子粥＋香蕉煎餅（P171）＋小鹹菜

午餐　米飯＋海帶燉排骨（P111）＋茼蒿炒蛋（P61）

晚餐　花生核桃茯苓餅（P87）＋鴿肉木耳湯

鵪鶉蛋

每日 6 顆，建議煮食、蒸食

性味歸經

性：平　味：鹹　歸經：脾、腎經

養腎功效

鵪鶉蛋味道鮮美，營養豐富，被認為是「動物中的人參」，是良好的滋補食療佳品，對氣虛乏力、腎虛腰酸、遺精、頭暈眼花、心悸失眠等症有很好的補益和調理效果。

食用宜忌

☺ **煮熟食用**

鵪鶉蛋最好煮熟後食用，能保證其營養素被人體消化和吸收。

搭配宜忌

☺ **鵪鶉蛋＋紫菜**

二者搭配，可補腎養血、降血壓，適合肝腎陰虛型高血壓患者食用。

☺ **鵪鶉蛋＋韭菜**

韭菜補腎壯陽，與鵪鶉蛋同食能夠緩解腎虛腰痛，還可輔助治療男性陽痿。

☹ **鵪鶉蛋＋柑橘**

鵪鶉蛋中的蛋白質遇到柑橘裡的果酸會快速凝固成塊，不僅影響人體的消化吸收，甚至有可能引發腹脹、腹瀉。

人群宜忌

☺ 體質虛弱、營養不良、氣血不足的人及老年人、兒童、產婦宜食。

☹ 鵪鶉蛋膽固醇較高，有腦血管病以及膽固醇高的患者不宜食用。

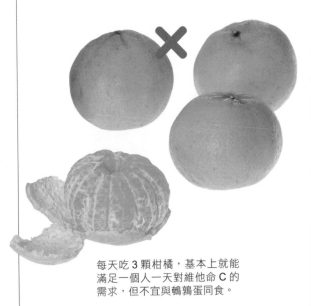

每天吃 3 顆柑橘，基本上就能滿足一個人一天對維他命 C 的需求，但不宜與鵪鶉蛋同食。

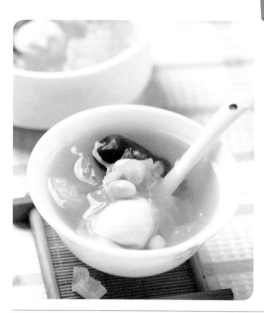

養腎靠食療

銀耳鵪鶉蛋羹

材料　銀耳 10 克，鵪鶉蛋 10 顆，冰糖適量。

做法　❶ 鵪鶉蛋煮熟去殼。❷ 銀耳泡發，去蒂，放入鍋中，加適量清水，小火熬煮至銀耳膠質溶出，軟爛。❸ 將鵪鶉蛋和冰糖放入鍋中煮至冰糖化開即可。

養腎功效 養陰滋潤、補氣強心，適用於頭暈眼花、體弱多病、失眠等症的食療。

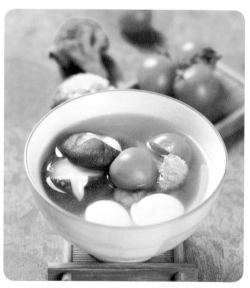

綠花椰菜鵪鶉蛋湯

材料　綠花椰 100 克，鵪鶉蛋 8 顆，鮮香菇 5 朵，聖女果 5 顆，鹽適量。

做法　❶ 綠花椰菜切小朵洗淨，放入沸水中焯燙；鵪鶉蛋煮熟去殼。❷ 鮮香菇去蒂洗淨；聖女果洗淨，切十字刀，備用。❸ 將鮮香菇放入鍋中，加適量清水大火煮沸，轉小火再煮 10 分鐘，加入鵪鶉蛋、綠花椰菜，再次煮沸，加鹽調味，出鍋裝盤時放入聖女果。

養腎功效 鵪鶉蛋是一種很好的滋補品，可補五臟、通經活血、強身健腦、補益氣血；綠花椰菜補腎填精。綠花椰菜鵪鶉蛋湯適合腎精不足患者食用。

最養腎的一日三餐

早餐　銀耳鵪鶉蛋羹＋黑魚粥（P180）

午餐　米飯＋清蒸大蝦（P167）＋牛肉蠶豆湯（P47）

晚餐　紫菜包飯（P159）＋綠花椰菜鵪鶉蛋湯

107

☹ 兔肉

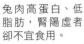

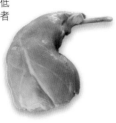

兔肉高蛋白、低脂肪，腎陽虛者卻不宜食用。

營養成分

兔肉有「葷中之素」的美譽，屬於高蛋白、低脂肪、低膽固醇肉類，其膽固醇含量在畜肉類中最低，蛋白質質量高過豬肉、牛肉，故有「葷中之素」的說法。

兔肉性涼，味甘，有滋陰涼血、益氣潤膚、解毒去熱的功效，是高血壓、冠心病、糖尿病患者的理想肉食。同時，兔肉中富含卵磷脂，可使多餘膽固醇排出體外，防治動脈硬化和血栓形成，清除血管壁沉積物，保護血管，降低血壓和血脂。

為什麼腎陽虛者忌食兔肉？

中醫認為，兔肉性涼，多食易損陽氣。《飲膳正要》中記載：「兔肉不宜多食，損陽事，絕血脈，令人萎黃。」所以，有畏寒、手腳冰涼、腰膝酸軟、性冷淡等症狀的腎陽虛患者，不宜食用兔肉。

大蒜能去除兔肉本身土腥味，適合搭配食用。

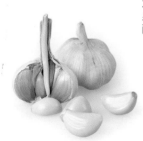

☹ 鵝肉

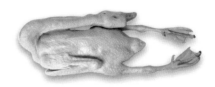

慢性腎炎患者忌食鵝肉。

營養成分

鵝肉含有人體生長發育所必需的多種胺基酸，其組成接近人體所需胺基酸的比例，是一種優質蛋白質、全價蛋白質。鵝肉中的脂肪含量較低，而且品質好，不飽和脂肪酸的含量高，特別是亞麻酸含量均超過其他肉類，對人體健康有利。鵝肉質地柔軟，容易被人體消化吸收，是一種理想的高蛋白、低脂肪、低膽固醇的營養健康食品。

為什麼慢性腎炎患者忌食鵝肉？

民間及古代醫家都認為鵝肉是大發之物。如唐代孟詵曾說：「鵝肉多食令人發痼疾。」明代李時珍也說：「鵝，氣味俱厚，發風發瘡，莫此為甚。」清代黃宮繡說：「鵝肉發風發瘡發毒，慢性腎炎是為頑症，切勿食之。」所以，慢性腎炎之人應忌食。

鵝肉不宜與梨一起吃，可能會導致胃腸不適。

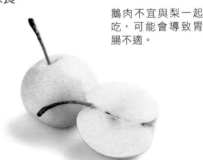

☹ 動物鞭

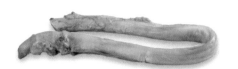

動物鞭雖有一定的壯陽功效，但腎陰虛患者忌食。

營養成分

　　動物鞭含有豐富的蛋白質、脂肪，能補腎壯陽、益精填髓，對遺精、腰膝酸軟、陽痿早洩有一定療效。

腎虛的分類

　　腎虛分為腎陽虛和腎陰虛，不加區別地盲目食補可能傷身。腎陽虛是指腎陽虧虛，功能衰退所表現的徵候，多有寒的表現，如畏寒肢冷、精神萎靡、小便清長、舌淡苔白、脈沉遲無力；腎陰虛是指腎陰不足，虛火內擾，所表現的徵候多有虛熱的表現，如口燥咽乾、潮熱、顴紅、五心煩熱、盜汗、舌紅少苔、脈細數。

為什麼腎陰虛者不宜吃動物鞭？

　　對於腎陽虛的患者，食用動物鞭可以補腎壯陽、益精填髓，不同程度地緩解腎虛的症狀；而那些腎陰虛的患者，本就已經四肢燥熱，再吃動物鞭很容易上火、流鼻血。

☹ 豬肝

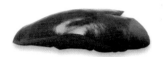

豬肝膽固醇含量高，高血壓患者忌食。

營養成分

　　豬肝富含膽固醇，每 100 克豬肝中含膽固醇量達 400 毫克以上。

為什麼高血壓腎病患者忌食豬肝？

　　在日常生活中，如果過量食用豬肝，就會令身體的膽固醇含量過高，從而導致動脈硬化，這樣就很容易誘發高血壓、高脂血症、心臟病等。

　　因此，高血壓腎病患者是忌食豬肝的，若不加注意，很容易使患者的血壓急劇升高，導致病情進一步惡化。

常吃豬肝可養血、補肝、明目，但高血壓腎病患者忌食。

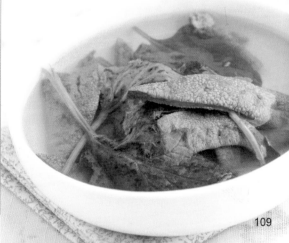

海鮮水產類

海帶

每日 60 克，建議燉、煮、涼拌

性味歸經

性：寒　味：鹹　歸經：肝、胃、腎經

養腎功效

《食物本草》記載，海帶「主女人赤白帶下，男子精洩夢遺」。海帶含有甘露醇、胡蘿蔔素、鈣、鐵、碘等，對輔助治療急性腎功能衰退大有好處，還能防寒壯陽。海帶富含多種礦物質和水溶性膳食纖維，可防癌壯骨。

食用宜忌

🙂 **先浸泡再烹調**

由於全球都有水質汙染的狀況，故海帶中很可能帶有一些含毒物質，因此在烹調前宜先用水浸泡兩三個小時，中間換水一兩次。

豬血富含鐵質，是補血的佳品，但不宜與海帶同食。

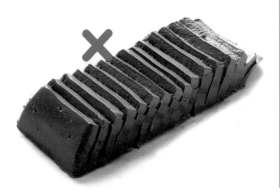

搭配宜忌

🙂 **海帶＋銀耳**

銀耳滋陰清熱、潤肺止咳、補腎強心，搭配海帶食用，能發揮潤肺舒肝、健脾補腎的良好效果。

🙂 **海帶＋菠菜**

二者均富含磷和鈣，適量搭配有助於人體維持鈣磷平衡，對骨骼和牙齒也有好處。

😕 **海帶＋豬血**

海帶和豬血一起吃，容易導致便祕，從而影響人體對營養素的消化吸收。

人群宜忌

🙂 一般人群均可食用，尤其是缺鐵性貧血、糖尿病及心血管病患者。

😕 患有甲亢的人不宜吃海帶，因海帶中碘的含量較豐富，會加重病情。

海帶燉排骨

材料　豬排骨 500 克，海帶 100 克，鹽、
　　　料酒、蔥、薑各適量。

做法　❶ 排骨洗淨，入開水焯一遍；海帶
　　　洗淨，切絲。❷ 排骨、海帶、蔥、
　　　薑放入砂鍋，加適量水，大火燒開，
　　　撇去浮沫，再用小火繼續燉至爛熟，
　　　放入鹽、料酒調味即可。

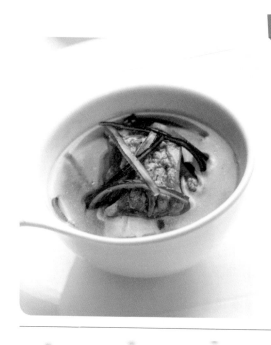

養腎功效 海帶搭配豬排骨食用，能夠預防貧血、
滋潤頭髮、美容養顏，對急性腎衰有一定食療效果。

冬瓜海帶薏仁湯

材料　冬瓜 250 克，薏仁 80 克，海帶 100
　　　克，鹽適量。

做法　❶ 冬瓜洗淨，去皮、瓤；薏仁洗淨，
　　　浸泡 3 小時；海帶洗淨，切絲。❷
　　　將薏仁、海帶放入鍋中，加適量清
　　　水，燉煮至六成熟時加入冬瓜，煮
　　　熟後加鹽調味即可。

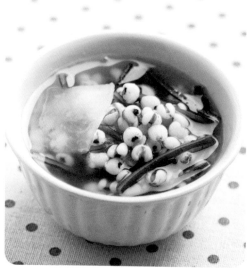

養腎功效 此湯可利尿消腫，對前列腺炎有一定輔
助食療效果。

最養腎的一日三餐

早餐　百合南瓜粥（P57）＋小鹹菜

午餐　米飯＋海帶燉排骨＋韭菜炒核桃仁（P63）

晚餐　黑米紅棗飯（P43）＋茼蒿木耳炒肉（P71）＋冬瓜海帶薏仁湯

甲魚

每日 100 克，建議煲湯、蒸食

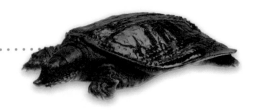

性味歸經

性：平　味：甘、鹹　歸經：肝、腎經

養腎功效

甲魚能「補勞傷，壯陽氣，大補陰之不足」，具有補腎壯陽、滋陰涼血、清熱散結、益氣養血、強筋健骨的功效。《名醫別錄》中記載甲魚肉「益氣，補不足」，可防治腎虛所致的腰膝酸軟、頭暈、遺精、陽痿等症。

食用宜忌

🙂 **春秋季食用**

甲魚在一年中以春秋兩季最為壯實，此時食用，滋陰補腎的作用更大。食補時，宜選購 500 ～ 750 克的甲魚為佳。

☹ **食用死甲魚**

甲魚死後，其中的一些細菌會將組胺酸轉化成為組織胺，人吃後易引起疾病，因此死甲魚當棄之勿惜。

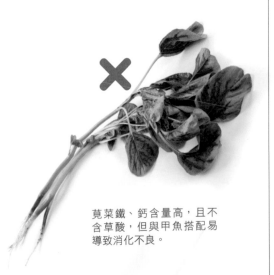

莧菜鐵、鈣含量高，且不含草酸，但與甲魚搭配易導致消化不良。

搭配宜忌

🙂 **甲魚＋山藥**

甲魚滋陰涼血，山藥健脾益腎，二者搭配適合於腎陰虛導致的性慾低下、陽痿、早洩、失眠、盜汗等症的食療。

🙂 **甲魚＋枸杞子**

甲魚補腎壯陽、滋陰涼血，枸杞子滋陰益腎，二者搭配食用可補腎強精、延年益壽。

☹ **甲魚＋莧菜**

甲魚中蛋白質、脂肪含量高，原本就會增加胃腸消化負擔，而莧菜中膳食纖維多，而且含有較高的鐵、鈣，與甲魚搭配會增加消化負擔，引起消化不良。

人群宜忌

🙂 適合體質虛弱、營養不良者，以及肝硬化腹水、肝脾腫大、糖尿病患者食用。

☹ 腸胃功能虛弱、消化不良者應謹慎食用，失眠者、孕婦、產婦忌食。

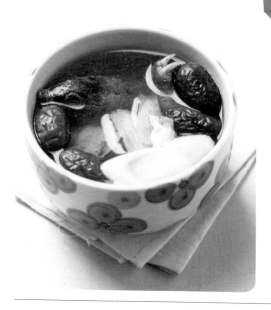

養腎靠食療

甲魚紅棗湯

材料　甲魚 1 隻，紅棗 10 顆，清湯、料酒、
　　　薑片、蔥段、鹽各適量。

做法　❶ 甲魚處理乾淨，剁塊；紅棗洗淨。
　　　❷ 將甲魚放入湯碗中，放入紅棗，
　　　加料酒、鹽、蔥段、薑片和清湯，
　　　放入蒸鍋，隔水蒸 2 小時即可。

養腎功效 甲魚清熱滋陰，紅棗補氣養血。甲魚紅
棗湯可益腎滋陰，適用於腎陰虛型帶下病。

薏仁蒸甲魚

材料　薏仁 20 克，甲魚 1 隻 (約 500 克)，
　　　紅棗 6 顆，蔥段、薑片、料酒、鹽
　　　各適量。

做法　❶ 甲魚處理乾淨，入沸水焯一下，
　　　撈出，在清水中過涼洗淨。❷ 薏仁
　　　洗淨後納入甲魚腹中，並將甲魚背
　　　向下放置在蒸鍋中。❸ 紅棗洗淨，
　　　去核，與蔥段、薑片均勻放在甲魚
　　　腹面上，加入料酒及清水，再加適
　　　量鹽，用大火蒸 1 小時即成。

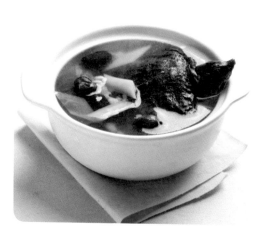

養腎功效 滋陰補虛，適合體虛腎虧者，對性功能
障礙、疲勞症候群、健忘有一定食療效果。

最養腎的一日三餐

早餐　西米櫻桃粥（P81）＋腰果綠花椰菜（P67）

午餐　米飯＋薏仁蒸甲魚＋洋蔥炒羊肉（P93）

晚餐　紫菜包飯（P159）＋甲魚紅棗湯

113

鱔魚

每日 100 克，建議煲湯、煮粥、炒食、蒸食

性味歸經

性：溫　味：甘　歸經：肝、脾、腎經

養腎功效

鱔魚肉質鮮嫩，具有較高的營養價值和藥用價值，能夠補血補虛、滋養肝腎、強筋骨、益氣血，尤其對風濕寒濕等痺症引起的腰腿無力，氣血不足引起的身體虛弱有較好的滋補功效。

食用宜忌

🙂 **小暑前後食用**

每年小暑前後的鱔魚營養最為豐富，所以民間有「小暑黃鱔賽人參」之說。此時進補最為適宜。

🙁 **食用死鱔**

鱔魚最好是在宰殺後即刻烹煮食用，因為鱔魚死後容易產生組織胺，易引發中毒現象，不利於人體健康。

人群宜忌

🙂 產婦，眼疾、糖尿病患者宜食用。

🙁 口渴咽乾、唇舌乾燥、便祕、尿少而黃等陰虛內熱症狀者應慎食，外感發熱、瘧疾、痢疾患者及腹部脹滿者應忌食。

搭配宜忌

🙂 **鱔魚＋金針菇**

鱔魚補腎益氣，金針菇補氣養血，二者搭配可以益氣養血。

🙂 **鱔魚＋松子仁**

鱔魚滋補肝腎，松子仁補氣養血、潤燥滑腸，二者搭配食用具有美容養顏的作用。

🙁 **鱔魚＋菠菜**

菠菜含有較多草酸，與鱔魚中的鈣結合會形成較多草酸鈣結晶，不利於消化吸收。

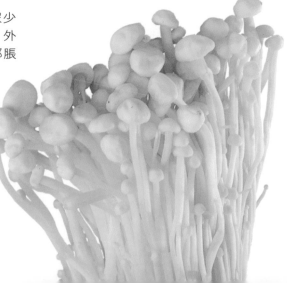

烹製金針菇前，用沸水焯一下，口感會更好。

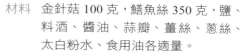

金針菇炒鱔絲

材料 金針菇 100 克，鱔魚絲 350 克，鹽、
料酒、醬油、蒜瓣、薑絲、蔥絲、
太白粉水、食用油各適量。

做法 ❶ 將金針菇去雜，洗淨，切段。❷
太白粉水入鍋煮沸，放入鱔魚絲，
加醬油、鹽、料酒翻炒，燒至鱔絲
半熟時投入金針菇段、薑絲、蔥絲，
翻拌至鱔絲熟透，起鍋盛入盤中。
❸ 將炒鍋上大火，放食用油燒熱，
投入拍碎的蒜瓣，爆香，將其澆在
鱔絲上即成。

養腎功效 常食可補養腦細胞，改善腦缺氧，增強
注意力，消除腦疲勞。對用腦過度、頭目眩暈者尤
為適宜。

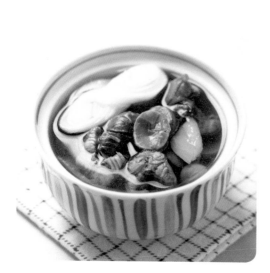

栗子鱔魚煲

材料 鱔魚 200 克，栗子 50 克，薑、鹽、
料酒各適量。

做法 ❶ 鱔魚去腸及內臟，洗淨後用熱水
焯燙去黏液，切成段，加鹽、料酒
拌勻，備用；栗子洗淨去殼，備用；
薑洗淨，切片。❷ 將鱔魚段、栗子、
薑片一同放入砂鍋內，加入適量清
水大火煮沸，轉小火再煲 1 小時，
出鍋前加入鹽調味。

養腎功效 鱔魚性溫，味甘，能補五臟、填精養血、
除風濕、活筋骨，可滋陰補血，對精神疲倦、氣短
懶言等都有良好輔助食療功效，是很好的補益食品。

最養腎的一日三餐

早餐 枸杞山藥蜜粥（P181）＋涼拌萵苣（P65）

午餐 米飯＋栗子鱔魚煲＋茼蒿炒蛋（P61）

晚餐 米飯＋金針菇炒鱔絲＋草菇綠花椰菜湯（P67）

泥鰍

每日 150 克，煲湯、煮粥、炒食

性味歸經

性：平　味：甘　歸經：脾、腎、肝經

養腎功效

泥鰍肉質鮮美，而且營養豐富，民間有「天上斑鳩，河裡泥鰍」的諺語。泥鰍脂肪成分較低，膽固醇更少，既是美味佳餚，又是益壽藥品，有「水中人參」的美譽，具有滋陰清熱、補腎壯陽、補中益氣、祛風利濕的功效。

食用宜忌

😟 未熟就吃

食用泥鰍時應注意煮熟，因為泥鰍的肌肉中有時會有顎口線蟲的幼蟲寄生，食用未熟透的泥鰍，有可能使刺顎口線蟲的幼蟲進入人體，使人體出現移行性皮下腫塊，並可能寄生於人的眼部和腦部。

豆腐清熱散血、寬中益氣，可與泥鰍搭配做成名菜泥鰍燉豆腐。

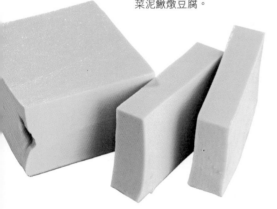

搭配宜忌

😊 泥鰍＋豆腐

豆腐富含蛋白質、維他命和微量元素，但缺乏蛋氨酸，與泥鰍搭配可營養互補，食療功效加倍。

😊 泥鰍＋木耳

泥鰍調中益氣、補腎陽，木耳養血補氣，二者搭配有補氣養血、健體強身的功效。

😟 泥鰍＋螃蟹

泥鰍性平，偏溫補，而螃蟹性冷利，兩者食療功效相反，不宜同食。

人群宜忌

😊 身體虛弱、脾胃虛寒、營養不良、小兒體虛盜汗者宜食。

😟 對泥鰍過敏的人以及陰虛火盛的人不宜食用。

泥鰍燉豆腐

材料　泥鰍 500 克，豆腐 250 克，蔥段、
　　　薑片、鹽、料酒、香油各適量。

做法　❶ 將泥鰍用開水燙一下，洗去黏
　　　液，去鰓及腸肚，洗淨，切成段，
　　　放入鍋中。❷ 然後將洗乾淨、切成
　　　小方塊的豆腐及薑片、蔥段一同入
　　　鍋內，加入適量水，用大火煮沸，
　　　加鹽、料酒，移至小火上燉約 30 分
　　　鐘。❸ 待泥鰍熟時淋上香油即成。

養腎功效 常食可增強大腦細胞功能，有助於智力
開發，可使人耳聰目明，思維敏捷，記憶力增強。

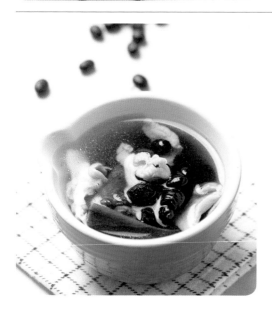

泥鰍瘦肉湯

材料　泥鰍 250 克，黑豆 60 克，豬瘦肉
　　　100 克，鹽適量。

做法　❶ 泥鰍剖開，去鰓及內臟，洗淨；
　　　豬瘦肉洗淨，切片。❷ 黑豆洗淨，
　　　用水浸泡 4 小時。❸ 將泥鰍、豬瘦
　　　肉與黑豆一同放入鍋中，加入適量
　　　清水，小火煮至熟透，加鹽調味即成。

養腎功效 泥鰍補中氣、祛濕邪；黑豆滋陰補腎；
豬瘦肉補中益氣。泥鰍瘦肉湯可健脾利水，祛瘀通
絡，適合於腎虛引起的腰痛患者。

最養腎的一日三餐

早餐　萵苣瘦肉粥（P65）＋韭菜炒核桃仁（P63）

午餐　米飯＋泥鰍燉豆腐＋清炒蠶豆（P47）

晚餐　紫菜包飯（P159）＋泥鰍瘦肉湯

海參

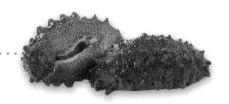

每日 50 ~ 80 克，建議煲湯、煮粥、炒食

性味歸經

性：溫　味：甘、鹹　歸經：心、脾、腎經

養腎功效

《本草綱目拾遺》記載，海參「補腎，益精髓，攝小便，壯陽療痿……」，中醫認為，海參具有補腎益精、養血潤燥、補益氣血的功效，對性慾減退、性冷淡有很好的療效。海參還具有抗癌、抗菌的作用，年老體虛、病後體弱者，常食海參可增強體質。

食用宜忌

😖 **烹調時加醋**

烹調海參時加醋，不但會導致口感口味下降，還會破壞海參所含的膠原蛋白，降低營養價值。

搭配宜忌

😊 **海參＋羊肉**

海參和羊肉都屬溫補食材，兩者搭配或先後食用，可強身健體、補充精力。

😊 **海參＋木耳**

木耳與海參燉湯，可滋陰養血、潤燥滑腸，適用於產婦血虛津虧、大便燥結。

😖 **海參＋山楂**

海參富含蛋白質，山楂多鞣酸，二者同食，可導致蛋白質凝固，不易消化，甚至引發腹痛、噁心、嘔吐等症狀。

人群宜忌

😊 一般人均可食用，尤其適合老年人、體質虛弱的人及腎虧虛損導致氣血不足、營養不良者食用。

😖 脾虛消化吸收功能不佳、痰多瀉痢者不宜多食海參，以免加重病情。

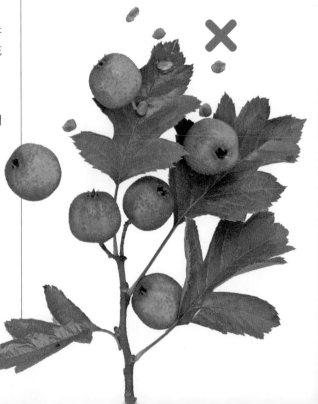

山楂煎水或用山楂乾沖泡茶飲，有降壓降脂的功效，但不可與海參同食。

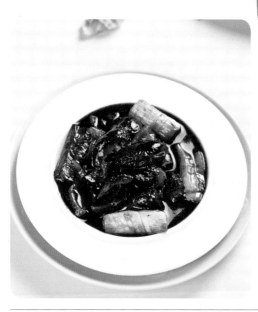

京蔥海參

材料 海參 500 克，京蔥 1 根，枸杞子、料酒、醬油、鹽、肉湯、香油各適量。

做法 ❶ 將水發海參肚內劃十字刀（不能切穿），放入開水鍋內焯燙，撈出，瀝乾水分；京蔥切成約 6 公分長段。
❷ 油鍋燒熱，加入京蔥煸炒至金黃色，再加入肉湯、海參、料酒、醬油、鹽、枸杞子，燒至呈淡黃色時淋上香油，出鍋即成。

養腎功效 海參富含多糖類、蛋白質、海參素等多種營養素，有補腎益精、養血潤燥、止血消炎、和胃止渴的作用。

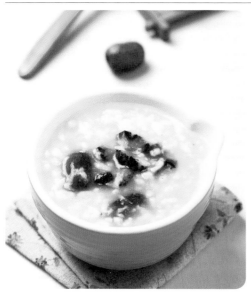

紅棗海參淡菜粥

材料 白米、淡菜各 50 克，海參 60 克，紅棗 6 個。

做法 ❶ 將紅棗洗淨，去核並切片；海參用水洗淨，切成顆粒；淡菜洗淨切成小塊；白米淘洗乾淨。❷ 將白米、紅棗、海參、淡菜放入鍋內，加入適量清水，大火煮沸，再改用小火煮 45 分鐘即成。

養腎功效 海參可補腎益精、養血潤燥、止血；紅棗補血養血；淡菜補肝腎、益精血。三者一起煮粥適合腎精不足者食用。

最養腎的一日三餐

早餐　紅棗海參淡菜粥＋銀耳鵪蛋羹（P107）

午餐　米飯＋枸杞山藥燉母雞（P133）

晚餐　小米南瓜餅（P45）＋京蔥海參＋蝦仁冬瓜湯（P163）

海蝦

每日 100 ～ 200 克，建議清蒸、煮、燜

性味歸經

性：溫　味：甘、鹹　歸經：肝、腎、胃經

養腎功效

海蝦滋養性強，對性功能障礙等無法進行正常性生活的病症有食療作用。現代研究發現，海蝦有滋養強體的作用，為補腎壯陽之佳品，可以增強人體免疫力。另具有補腎壯骨、健脾化痰、益氣通乳等功效。

食用宜忌

☺ 與薑、醋等搭配食用

海蝦生於水，屬寒性食物，所以最好與薑、醋等佐料共同食用。因為薑性熱，與海蝦放在一起可以中和海蝦的寒性，而醋還有一定的殺菌作用。

☹ 吃海蝦喝啤酒

食用海蝦時，最好不要飲用大量啤酒，否則會產生過多的尿酸，從而引發痛風。

搭配宜忌

☺ 海蝦＋韭菜

韭菜可養肝護肝、補腎壯陽、保暖健胃，與補陽氣、強筋骨的海蝦搭配，溫陽補腎的效果更佳。

☺ 海蝦＋油菜

油菜富含多種維他命及鈣、鐵等礦物質，蝦仁含鈣豐富，二者搭配補腎功效更強。

☹ 海蝦＋柿子

海蝦富含蛋白質和鈣，與富含鞣酸的柿子同食，既降低其營養價值，又刺激腸胃。

人群宜忌

☺ 一般人均可食用，尤其是孕婦和有心血管疾病的人。

☹ 患過敏性鼻炎、老年支氣管炎者以及對海蝦過敏的人不宜食用。

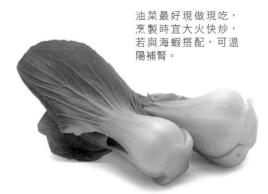

油菜最好現做現吃，烹製時宜大火快炒，若與海蝦搭配，可溫陽補腎。

米酒炒海蝦

材料　鮮海蝦 400 克，米酒 250 克，玉米
　　　粒、熟豌豆、蔥花、薑末、鹽、白糖、
　　　食用油各適量。

做法　❶ 將鮮海蝦洗淨，去殼，放入米酒
　　　中，浸泡 10 分鐘。❷ 炒鍋上火，放
　　　入食用油燒熱，放入蔥花、薑末爆
　　　鍋，然後投入海蝦仁、玉米粒、熟
　　　豌豆，加適量鹽、白糖，連續翻炒
　　　至熟即成。

養腎功效 對腎陽虛弱型性慾低下、陽痿，以及氣
血虛弱、筋骨疼痛、手足抽搐、產後少乳等疾病有
食療作用。

海蝦散

材料　鮮海蝦 500 克，核桃仁 200 克，淫
　　　羊藿 100 克，白酒、鹽各適量。

做法　❶ 將白酒放在適合的容器內，點
　　　燃，待酒熱後倒入鮮海蝦，充分浸
　　　泡，將海蝦烘乾。❷ 將核桃仁鹽
　　　漬後烘乾，與酒蝦共研成細末，分
　　　作 40 包備用。服用時用淫羊藿煎液
　　　（淫羊藿 2.5 克加水 50 毫升）50 毫
　　　升服送。

養腎功效 溫腎壯陽，增強性功能，適合勃起功能
障礙、性慾減退者常食。

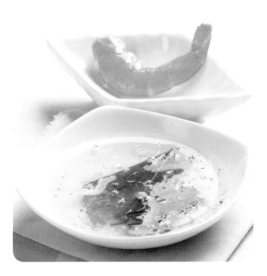

最養腎的一日三餐

早餐　黑芝麻核桃粥（P41）＋清炒蠶豆（P47）

午餐　米飯＋米酒炒海蝦＋蓮藕燉豬排（P59）

晚餐　小米南瓜餅（P45）＋鴿肉木耳湯（P71）＋海蝦散

牡蠣

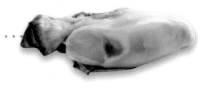

每日 60 克，建議煲湯、煮粥、蒸食、生食

性味歸經

性：平　味：甘　歸經：腎、肝、膽經

養腎功效

牡蠣具有滋陰安神、補腎壯陽、固腎澀精的功效，可以用於煩熱失眠、心神不安、盜汗、遺精、淋濁等症的食療。牡蠣中含有豐富的鋅元素，鋅元素是男性生殖系統中至關重要的礦物質元素，有利於提高男性精子的質量。

食用宜忌

🙂 **煨湯食用**

鮮牡蠣肉呈青白色，質地柔軟細嫩，用其煨湯，食之感到一種舒心而奇特的美味，為極好的溫補吃法。

🙁 **不新鮮的牡蠣**

牡蠣一定要吃新鮮的，食用不新鮮的牡蠣容易導致食物中毒。

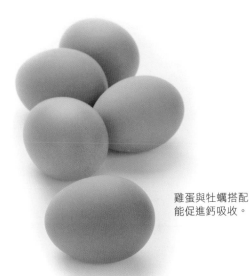

雞蛋與牡蠣搭配能促進鈣吸收。

搭配宜忌

🙂 **牡蠣＋豬瘦肉**

牡蠣滋陰補腎，豬瘦肉補中益氣，二者煮湯食用適用於陰虛煩躁、血虛心悸等。

🙂 **牡蠣＋雞蛋**

牡蠣和雞蛋均含有豐富的鈣質，搭配食用能令身體更好地吸收鈣，還有很好的壯陽功效。

🙁 **牡蠣＋啤酒**

牡蠣在人體代謝後，會形成較多尿酸，此時大量飲用啤酒會大大加速尿酸的形成，經常搭配食用易導致痛風。

人群宜忌

🙂 體質虛弱、煩熱失眠、心神不定、更年期症候群、癌症的患者和孕婦宜食。

🙁 有脾胃虛寒、慢性腹瀉、便溏等病症的患者不宜食用；急慢性皮膚病患者忌食。

養腎靠食療

絲瓜炒牡蠣

材料　牡蠣 200 克、絲瓜 1 條、薑片、蔥花、鹽、胡椒粉、太白粉水、沙拉油各適量。

做法　❶ 牡蠣洗淨後，用沸水燙一下即撈出；絲瓜刮掉粗皮洗淨，切成滾刀塊。❷ 將鍋置於火上，放沙拉油燒熱，下薑片和蔥花爆香，放入絲瓜塊略炒。❸ 加入適量清水，下牡蠣，煮沸後調入鹽、胡椒粉，最後用太白粉水勾薄芡，起鍋裝盤即成。

養腎功效　牡蠣滋陰補血、鎮靜解毒，絲瓜有清熱利腸、涼血解毒、活絡通經等功效。此菜對心神不寧、煩燥不安、急性結膜炎等疾病有食療功效，是夏季防暑之理想佳餚。

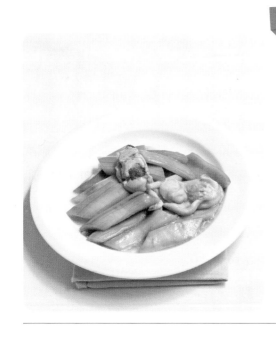

海帶蠣黃炒蛋

材料　水發海帶 50 克，牡蠣肉 100 克，雞蛋 2 顆，鹽、食用油各適量。

做法　❶ 將水發海帶洗淨，切成細絲，入油鍋稍稍煸炒。❷ 加入打勻的雞蛋及牡蠣肉，調入適量鹽，炒熟即成。

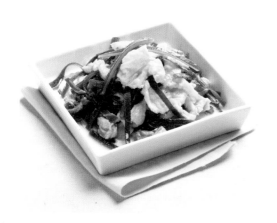

養腎功效　補腎強筋壯骨，常食對骨質疏鬆、腰肌勞損及腰膝酸軟等症有食療功效。

最養腎的一日三餐

早餐　核桃紅棗芡實粥（P178）＋香菇油菜（P69）

午餐　米飯＋絲瓜炒牡蠣＋當歸生薑羊肉煲（P93）

晚餐　山藥飯（P55）＋海帶蠣黃炒蛋＋草菇綠花椰菜湯（P67）

墨魚

每日 1 隻，煲湯、煮粥、炒食

性味歸經

性：平　味：甘、鹹　歸經：肝、腎經

養腎功效

墨魚具有補脾益腎、滋陰養血、調經、催乳、止帶的功效，對婦女經血不調、水腫、濕痺、痔瘡、腳氣等症有食療功效。李時珍稱墨魚為「血分藥」，是治療婦女貧血、血虛閉經的良藥，也是女性頗為理想的保健食品。

食用宜忌

☺ 四五月食用最佳

墨魚在四五月產卵時味道最美，其所含營養和養腎調理功效也最強，因此食用新鮮墨魚以四五月分最佳。

搭配宜忌

☺ 魚＋紫菜

紫菜富含葉酸、鐵及維他命 B_6，與富含蛋白質及鋅的墨魚搭配食用，不僅營養豐富，還可美容及強化體質。

☺ 墨魚＋木瓜

墨魚滋陰補腎，木瓜平肝和胃、去濕舒筋。二者搭配煲湯，適合陰虛體質、貧血、婦女血虛經閉、帶下、崩漏者食用。

☹ 墨魚＋酸性果汁

墨魚富含蛋白質，而果汁中的酸性成分易與蛋白質產生作用，進而影響蛋白質的吸收。

人群宜忌

☺ 貧血者、肝臟病患者及因精血虧損導致頭暈耳鳴、遺精早洩、血虛經閉、崩漏、帶下者宜食。

☹ 癌症、糖尿病、痛風、尿酸過高者、過敏體質、濕疹患者應忌食。消化能力弱的老人和幼兒應少食。

木瓜最好現買現吃，不宜冷藏，若買到的是尚未成熟的木瓜，可用紙包好，在陰涼處放一兩天後食用。

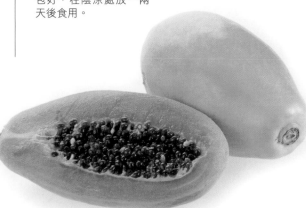

養腎靠食療

薑絲炒墨魚

材料　生薑 10 克，鮮墨魚 10 隻，鹽、料酒、紅椒絲、黃椒絲各適量。

做法　❶ 生薑洗淨，切絲；墨魚洗淨，去骨，切片。❷ 油鍋燒熱，放入薑絲、紅椒絲、墨魚同炒至熟，加鹽和料酒調味即可。可用少許黃椒絲點綴。

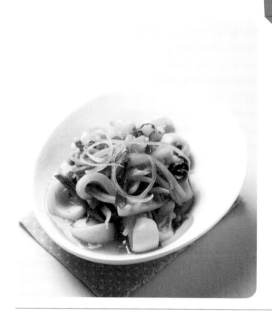

（養腎功效）墨魚可養血通經，生薑溫經止痛。薑絲炒墨魚適用於血虛引起的閉經。

墨魚豬腳湯

材料　墨魚 1 隻，豬腳 1 對，黃耆 30 克，蔥段、鹽各適量。

做法　❶ 將墨魚洗淨、去雜，豬腳洗淨、切塊，一同放入砂鍋中，加入黃耆、蔥段、清水一起燉熟。❷ 去掉黃耆，加入鹽調味即成。可用少許香菜葉、枸杞子點綴。

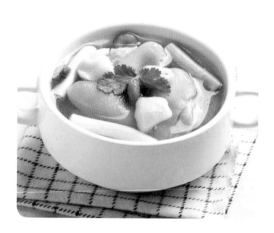

（養腎功效）可益智養血，預防大腦老化，增強記憶力。對腎虛引起的貧血、虛勞咳嗽和虛煩失眠者尤為適宜。

最養腎的一日三餐

早餐　百合南瓜粥（P57）＋香菇油菜（P69）

午餐　米飯＋薑絲炒墨魚＋當歸生薑羊肉煲（P93）

晚餐　米飯＋韭菜炒核桃仁（P63）＋墨魚豬腳湯

☹ 螃蟹

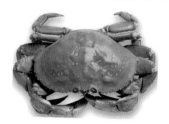

螃蟹為大發之物，
腎病患者忌食。

營養成分

螃蟹中含有豐富的蛋白質、鈣、磷、鐵和多種維他命，味道鮮美，很多人都喜歡吃。

腎病治療原理

專家強調腎病飲食治療的目的首先在於減輕腎臟負擔，消除或減輕臨床症狀。故腎病患者飲食治療的原則主要應根據病人蛋白尿的程度及腎功能來確定。如果患者攝入大量的蛋白質，就會加重腎病病情，增加治療難度。

為什麼腎病患者忌吃螃蟹？

中醫認為，螃蟹性大涼，是一種誘發病氣的「發物」。《本草衍義》中早就指出「此物極動風，體有風疾人，不可食」。傳統觀點也視螃蟹為大發之物，腎病患者應忌食。腎病患者進食富含蛋白質的螃蟹，不僅會導致消化不良，還有可能加重病情。所以腎病患者不宜吃螃蟹。

☹ 黃花魚

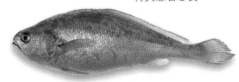

黃花魚為發物，
腎炎患者忌食。

營養成分

黃花魚有豐富的蛋白質、礦物質和維他命。黃花魚，味甘，性平，能健脾益氣、開胃消食。

為什麼腎炎患者忌食黃花魚？

《本草匯言》中記載：「石首魚，動風發氣，起痰助毒。」「石首魚」又稱黃魚、黃花魚。性平，味甘，民眾及古代醫家均視之為發物。《隨息居飲食譜》亦云：「多食發瘡助熱，病人忌之。」黃魚動風發氣，容易誘發或加重病情，腎炎患者忌食。

有瘡疥、腫塊者也不宜吃黃花魚。

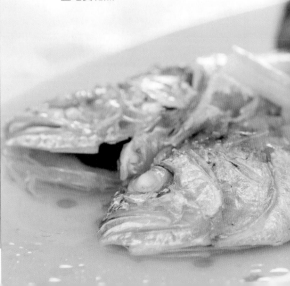

☹ 魚翅

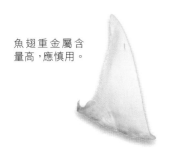

魚翅重金屬含量高，應慎用。

營養成分

魚翅是鯊魚鰭中的細絲狀軟骨。當今很多人都視魚翅為美味佳餚、滋補佳品。魚翅不僅含有豐富的胺基酸，還含有脂肪、糖及人體必需的礦物質，其營養價值豐富，具有補血、補氣、補腎等功效。

魚翅的品質令人擔憂

研究發現，魚翅中汞的含量比其他魚類高很多，而且居所有魚類的首位。除汞外，魚翅中的其他重金屬的含量也很高。這是因為全世界工業廢水的排放對海洋汙染嚴重，在漁區中生活的水生動物也都受到了汙染。鯊魚處於海洋食物鏈的頂端，體內往往會積累大量的汞及其他重金屬。

為什麼吃魚翅會損害腎臟健康？

魚翅中的汞及其他重金屬進入人體後，很難被排出體外，而是在體內積蓄下來，若人體內重金屬含量過高，會損害中樞神經系統、腎臟、生殖系統等。所以，為了我們的腎臟健康，請遠離魚翅。

☹ 糟魚

糟魚為發物，腎炎患者忌食。

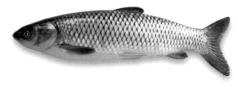

營養成分

糟魚含有豐富的鈣、磷、碘、鋅、硒等多種礦物質，經常食用可增強鈣的吸收，促進身體強壯。

為什麼腎炎患者忌食糟魚？

糟魚又稱醉鯗，是用青魚或鯇魚（即草魚）、鰱魚等以鹽糝醃製而成。清代食醫王孟英指出：「既經糟醉，皆能發疥、動風，諸病人皆忌。」所以，糟魚屬於發物食品，對於腎炎患者來說應忌食。

另外，糟魚是用鹽糝醃製而成，含鹽量自然會很高，味道也會更鹹，腎炎患者如果進食過量的糟魚，就會攝入過多的鹽分，給腎臟帶來不必要的負擔，甚至加重病情。

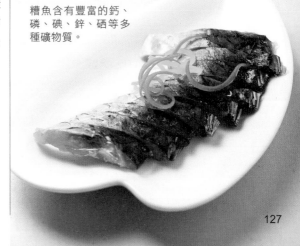

糟魚含有豐富的鈣、磷、碘、鋅、硒等多種礦物質。

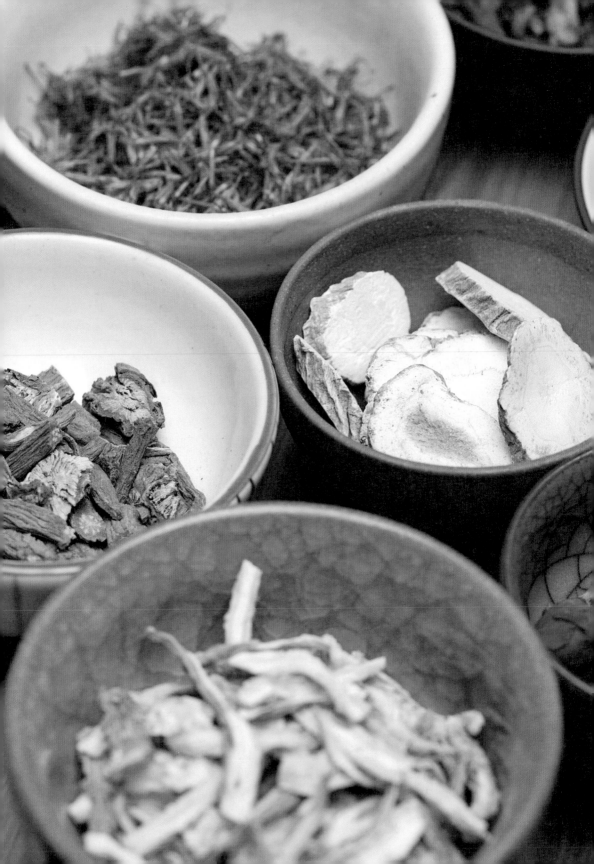

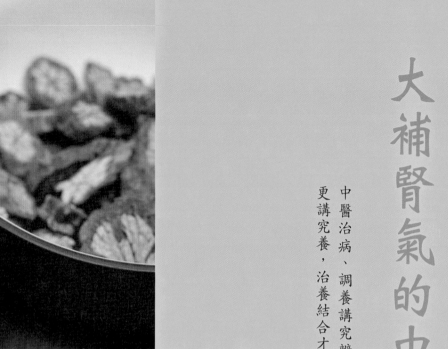

第三章

大補腎氣的中藥

中醫治病、調養講究辨證論治，對症下藥，不僅講究治，更講究養，治養結合才是使用中藥的精髓。

茯苓

每次 10 克，建議煲湯、煮粥、做糕點

性味歸經

性：平　味：甘、淡　歸經：心、脾、腎經

養腎功效

茯苓既是滋補佳品，又是常用藥材，具有利尿、降血糖、抗菌的作用，還具有健脾胃、利水消腫、抗衰抗癌等功效。中醫認為，茯苓其性平和，利水而不傷正，凡內而臟腑，外而肌膚，出現水濕痰飲為患，不論寒熱虛實，皆可隨症配用，但尤多適用於偏寒偏虛者。

食用宜忌

☺ **搭配食用不上火**

茯苓可磨粉與主糧混食，也可製成茯苓糕、茯苓餅，平日隨量食用，溫補不易上火。

☹ **長期食用**

茯苓不可長期食用，尤其是女性，容易導致痛經、子宮寒涼等。

搭配宜忌

☺ **茯苓＋半夏**

二者搭配食用，對於因腎虛引起的痰濕入絡、肩酸背痛有較好的療效。

☺ **茯苓＋豬肝**

豬肝補血健脾、養肝明目，配合茯苓食用，可治療貧血、頭昏、視力模糊等症。

☹ **茯苓＋醋**

服用茯苓時不宜搭配醋或酸性食物，因為醋中含有多類有機酸，有機酸會削弱茯苓的藥效。

人群宜忌

☺ 一般人群均可食用。尤其適合水腫、尿少、多夢者食用。

☹ 中氣下陷、虛寒滑精者忌食茯苓。

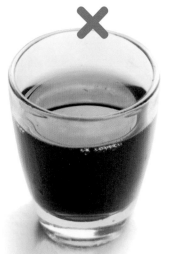

適量食醋有益身體健康，但不適合與茯苓搭配。

茯苓鯉魚湯

材料　鯉魚 1 條（約 250 克），茯苓片 10
　　　克，蔥段、生薑片、鹽各適量。

做法　❶ 將鯉魚宰殺，去鱗、鰓及內臟，
　　　並將茯苓片納入魚腹中，用細線紮
　　　一下，放入砂鍋。❷ 加適量水，再
　　　放入蔥段、生薑片，大火煮沸。❸
　　　改用小火煨煮至鯉魚熟爛如酥，加
　　　鹽調味即成。可用少許香菜葉、枸
　　　杞子點綴。

 開胃健脾，利水消腫，清熱解毒，化痰
止咳，安胎通乳。對急、慢性腎炎及腎病症候群有
一定食療效果，對伴有水腫、少尿、低蛋白血症者
尤為適宜。

茯苓粉粥

材料　茯苓粉 20 克，粳米 100 克。

做法　❶ 將粳米淘洗乾淨，加水煮粥。❷
　　　待粥半熟時加入茯苓粉，繼續煮至
　　　粥熟，即成。可用少許枸杞子點綴。

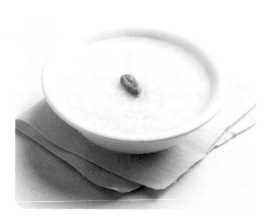

養腎功效 主治經行泄瀉、失眠心悸等不適之症。

補腎治病推薦配方

❶ 治腎虛引起的精氣不固、小便白濁：白茯苓 120 克，去皮切小塊，隔水蒸熟，
空腹細嚼，徐徐嚥服。

❷ 治全身水腫、小便短少：用茯苓製成含量為 30% 的茯苓餅，每次服用 8 片（相
當於生藥 3 克），每天 3 次，一週為 1 個療程。

枸杞子

每日 10 克，建議煲湯、煮粥、泡茶、泡酒

性味歸經

性：平　味：甘　歸經：肝、腎、肺經

養腎功效

枸杞子是藥食兩宜的中藥材，有滋補肝腎、明目、潤肺的功效，對肝腎精虧所致的視力減退、頭暈目眩、腰膝酸軟、遺精滑洩、耳聾耳鳴，及肝腎陰血虧虛引起的視力模糊或視力減退、白內障等有食療作用。

食用宜忌

☺ **搭配食用**

枸杞子最好與其他食材搭配食用，如與雞肉、豬肉等一起燉湯，或與粳米同煮為粥。

☹ **食用過量**

不可食用過量。健康的成年人每天吃 10 克左右枸杞子比較合適，如果想發揮治療作用，以每天 20 克為佳。

搭配宜忌

☺ **枸杞子＋菊花**

枸杞子滋補肝腎，菊花清肝明目，二者搭配食用具有滋陰補腎、疏風清肝的作用。

☺ **枸杞子＋鵪鶉**

枸杞子補肝益腎，鵪鶉健脾益胃，二者搭配食用具有補肝腎、健脾胃的作用。

☹ **枸杞子＋綠茶**

綠茶所含鞣酸會吸附枸杞子中的微量元素，生成人體難以吸收的物質。

人群宜忌

☺ 腎陰虛、血虛、肝部疾病患者宜食。

☹ 感冒發燒、身體有炎症、腹瀉的人忌食。

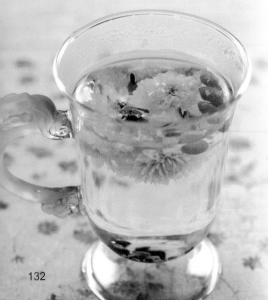

在菊花茶中加入枸杞子，泡出來的茶就是枸杞菊花茶，可疏風清熱、解毒明目。

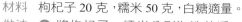
養腎靠食療

枸杞粥

材料　枸杞子 20 克，糯米 50 克，白糖適量。

做法　❶ 將枸杞子、糯米分別淘洗乾淨，一同放入砂鍋內，加水 500 毫升，用大火煮沸後轉用小火熬煮。❷ 待米湯濃稠時，加入白糖再燜 5 分鐘即成。

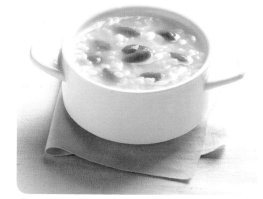

養腎功效　補益肝腎、潤膚烏髮、明目養顏，主治雙眼無神、視物不清、脫髮早白、斑禿、皮膚粗糙等症，對兼有眩暈耳鳴者尤為適宜。

枸杞山藥燉母雞

材料　枸杞子 20 克，山藥 30 克，母雞 1 隻，紅棗 5 顆，料酒、鹽各適量。

做法　❶ 山藥洗淨，去皮，切塊；枸杞子、紅棗分別洗淨。❷ 母雞去內臟，收拾乾淨，切塊。❸ 將母雞、紅棗、枸杞子放入鍋內，加適量清水，烹入料酒，煮到八成熟，再加入山藥煮爛，加鹽調味，即可食用。

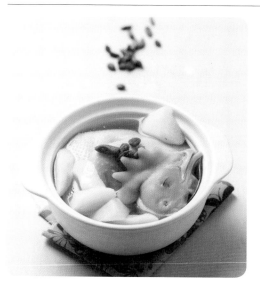

養腎功效　枸杞子滋補肝腎，山藥健脾和胃，紅棗補血養血，雞肉補虛填精。枸杞山藥燉母雞具有補腎滋陰、益肝明目的功效。

補腎治病推薦配方

❶ 治虛勞、下焦虛傷、微渴、便數：枸杞子、人參、當歸、白芍各 50 克，黃精 75 克，接心 1.5 克。搗篩為散。水煎服。（出自《太平聖惠方》「構棍子散」）

❷ 治腎虛、耳鳴、眼花：枸杞子 80 克，紅參 15 克，熟地黃 60 克，何首烏 50 克，茯苓 20 克，白酒 1,000 毫升。將以上 5 味中藥研成粗末，裝入布袋中，置於容器中，倒入白酒，密封 15 天即可飲用。每日兩次，每次 20 毫升。（出自《臨床驗方集》「枸杞紅參酒」）

蓮子

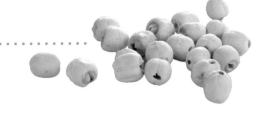

每天 20 克，建議煲湯、煮粥、做糕點、泡茶

性味歸經

性：平　味：甘　歸經：脾、腎、心經

養腎功效

蓮子是自古以來公認的藥食妙品，不僅是人們十分愛吃的美味食品，而且還具有益腎固精、補脾止瀉、止帶、養心安神的功效，對脾虛導致的久瀉，腎虛導致的遺精、崩漏、帶下以及心悸、心慌不能自主、虛煩失眠等有輔助食療效果。

食用宜忌

☺ **與蓮心同食**

蓮子在做補腎固精、健腦益智的藥膳食療時，一般是不棄蓮心的。蓮心有清熱、固精、安神、強心、降血壓等功效，可治高熱引起的煩躁不安、神志不清和夢遺滑精等症。

☹ **食用過量**

蓮子不可多吃，以免影響脾胃功能，引起腹瀉。

搭配宜忌

☺ **蓮子＋紅薯**

蓮子益腎固精、補脾止瀉，紅薯潤腸通便，二者搭配具有通便、美容的作用。

☺ **蓮子＋豬肚**

蓮子固腎澀精，豬肚補虛損、健脾胃，二者搭配具有補氣血的功效。

☺ **蓮子＋百合**

百合蓮子粥是一個極富營養的搭配，可潤燥養肺、滋補強身，對神經衰弱、心悸失眠等有食療作用。

人群宜忌

☺ 體虛、脾虛者，中老年人，失眠、食慾不振者，癌症患者。

☹ 中滿痞脹、大便燥結、氣鬱痞脹、溺赤便祕、食不運化者及產婦忌服。

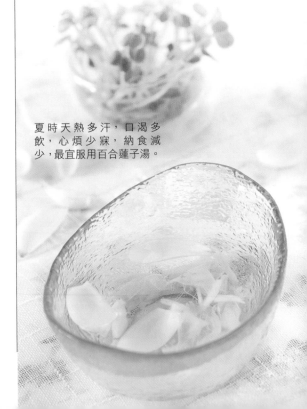

夏時天熱多汗，口渴多飲，心煩少寐，納食減少，最宜服用百合蓮子湯。

蓮子燉豬肚

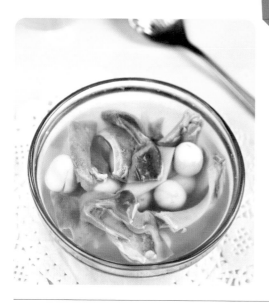

材料　蓮子 50 克，芡實 30 克，益智仁 10 克，豬肚 1 個，鹽、料酒、地瓜粉、醋各適量。

做法　❶ 豬肚用地瓜粉和醋清洗乾淨。❷ 蓮子浸泡 4 小時；芡實和益智仁洗淨。❸ 益智仁煎湯去渣。❹ 將蓮子、芡實放入洗淨的豬肚內，放入砂鍋中，加入益智仁汁和料酒，大火煮沸轉小火煮 2 小時，加鹽調味即可。

養腎功效 蓮子益腎固精、補脾止瀉、止帶、養心安神，芡實收斂固攝，益智仁溫脾止瀉、暖腎固精、縮尿，豬肚健脾益胃。蓮子燉豬肚適合腎精不固者食用。

蓮子桂圓粥

材料　蓮子、桂圓肉各 15 克，糯米 30 克。

做法　❶ 蓮子洗淨，去蓮芯；糯米淘洗乾淨。❷ 將蓮子、桂圓肉及糯米一起放入鍋內，加水 400 毫升，用大火煮沸。❸ 轉小火熬煮成粥即可。可用少許枸杞子點綴。

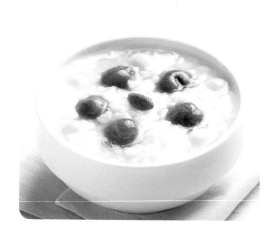

養腎功效 健腦養心，補脾益腎，常食可補充大腦營養，增強記憶力，延緩大腦老化，對腎虛引起的神經衰弱、未老先衰、精神不振者尤為適宜。

補腎治病推薦配方

❶ 脾虛洩瀉、腎虛遺精、腰困痛：蓮子 100 克，白酒 1,000 克。將蓮子去芯洗淨，置容器中，加入白酒，密封，每日振搖 1 次，浸泡 15 天即可飲用。

❷ 益腎固精、補脾止瀉：鮮蓮子 10 克，黑豆 50 克，靈芝 5 克，薑片、冰糖各適量。砂鍋中放入足量水燒開，放入黑豆、靈芝和薑片，大火煮沸後小火煲 40 分鐘。接著放入蓮子和冰糖，繼續煮熟即可。

鎖陽

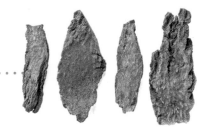

每日 10 克，建議煲湯、煮粥、泡酒

性味歸經

性：溫　味：甘　歸經：脾、腎、大腸經

養腎功效

鎖陽，又名「不老藥」，具有補腎壯陽、潤腸通便的功效，可用於治療腎陽不足、精血虛虧導致的陽痿、不孕、腰膝酸軟、筋骨痿弱以及血虛津虧導致的腸燥便祕等病症。

食用宜忌

🙂 搭配食用

鎖陽與肉蓯蓉、枸杞子、菟絲子、淫羊藿、桑螵蛸、茯苓、龍骨、熟地、龜甲等相配，可補腎壯陽、益精強筋。

🙁 辛辣刺激物

在服用鎖陽期間要少吃辛辣或者刺激性食物，這些食物會影響鎖陽的藥效。

搭配宜忌

🙂 鎖陽＋淫羊藿

鎖陽和淫羊藿都具有補腎壯陽的功效，二者搭配可增強補腎壯陽、益精強筋的作用。

🙂 鎖陽＋桑葚＋肉蓯蓉＋麻子仁

鎖陽、桑葚、肉蓯蓉和麻子仁四者搭配使用有潤腸通便的功效，適合於腎陽虛導致的便祕患者。

人群宜忌

🙂 失眠脫髮、哮喘、痿弱早洩等慢性病患者，免疫力低下、易感染疾病者均宜食用。

🙁 陰虛火旺、脾虛洩瀉及實熱便祕者禁服，洩瀉及陽易舉而精不固者忌食。大便溏薄、精不固、火盛便祕、心虛氣脹者皆禁用。

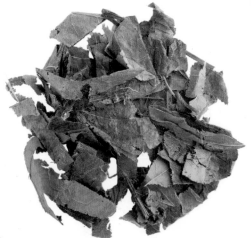

淫羊藿性溫、味辛甘，歸肝腎經，全草供藥用。

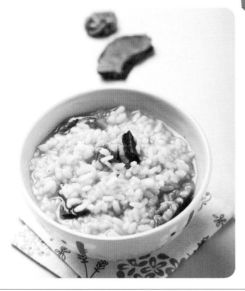

鎖陽核桃仁粥

材料　鎖陽、核桃仁各 15 克，白米 50 克，白糖適量。

做法　❶ 鎖陽、核桃仁洗淨；白米用水淘洗乾淨。❷ 將鎖陽、核桃仁和白米放入鍋中，加入適量清水，大火煮沸轉小火煮半小時，加入白糖調味即可。

養腎功效 鎖陽補腎壯陽、潤腸通便，核桃仁補腎溫肺、潤腸通便。鎖陽核桃仁粥適合於腎陽虛導致的陽痿、腰膝酸軟、腸燥便祕的患者。

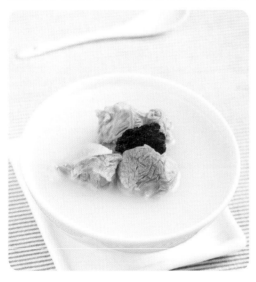

鎖陽羊肉湯

材料　鎖陽 30 克，枸杞子 10 克，炙甘草 5 克，羊肉、雞肉各 200 克，鹽適量。

做法　❶ 先將鎖陽、枸杞子和炙甘草用水煎，取汁液。❷ 羊肉和雞肉分別洗淨，切塊。❸ 羊肉和雞肉放入鍋中，加入煎好的藥汁和適量清水，大火煮沸轉小火煮 1 小時，加鹽調味即可。

養腎功效 鎖陽溫補腎陽；枸杞子滋陰潤燥；炙甘草調和諸藥；羊肉暖中補虛；雞肉補虛填精、強筋骨。此湯具有溫陽益精的功效，適用於下元不足引起的遺精、陽痿及精少、精稀等症。

補腎治病推薦配方

治陽痿：鎖陽 75 克，虎骨 50 克，黃柏 250 克，龜板 200 克，知母、熟地黃、陳皮、白芍各 100 克，乾薑 25 克。將以上 9 味中藥研成細末，酒糊為丸，如梧桐子大小，每次服用 10 丸。（出自《丹溪心法》「虎潛丸」）

肉桂

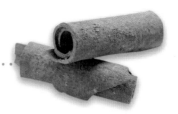

每日 1 ~ 4.5 克，建議煲湯、泡酒、煮粥、泡茶

性味歸經

性：大熱　味：辛、甘　歸經：腎、脾、心、肝經

養腎功效

肉桂具有補火助陽、散寒止痛、溫經通脈、引火歸原的功效。可用於治療老年人腎陽不足導致的畏寒肢冷、脘腹冷痛、食少溏洩、陽痿、宮冷、痛經、經閉以及老年人久病體弱、氣衰血少等症。

食用宜忌

🙂 **冬天煲羊肉湯**

天寒時，最適合用肉桂來煲羊肉湯，可以發揮溫中健胃、暖腰膝、治腹冷的作用。

🙁 **夏季大量食用**

肉桂乃大熱之物，無論是烹調還是食補，夏季最好不食用，也不宜長期食用，以防上火。

赤石脂澀腸、止血、生肌、斂瘡，可煎湯也可外敷，但不宜與肉桂搭配。

搭配宜忌

🙂 **肉桂＋甲魚**

肉桂補火助陽、散寒止痛，甲魚滋補腎陰，二者搭配食用有陰陽雙補的作用。

🙂 **肉桂＋羊肉**

肉桂和羊肉都是性熱之物，二者搭配食用可以達到氣血雙補的目的。

🙁 **肉桂＋赤石脂**

肉桂不宜與赤石脂同用，兩者藥性相畏。

人群宜忌

🙂 身體虛弱、胃寒怕冷、腎陽虛者，婦女產後腹痛、月經期間腹痛者宜食。

🙁 肉桂性大熱，陰虛火旺、有出血症狀者及孕婦忌用。

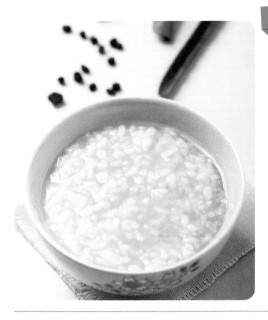

肉桂五味子粥

材料 肉桂、五味子、吳茱萸各 5 克,補骨脂、肉荳蔻各 10 克,白米 50 克,紅糖適量。

做法 ❶ 先將肉桂、五味子、吳茱萸、補骨脂和肉荳蔻用水煮半小時,撈去藥渣,取汁。❷ 把白米放入藥汁中,大火煮沸,再用小火將粥煮爛,加紅糖調味即可。

養腎功效 肉桂和肉荳蔻溫腎補陽;五味子益氣生津、補腎寧心;吳茱萸助陽止瀉。肉桂五味子粥可以用於治療腎陽虛導致的腹瀉、小腹冷痛、畏寒等症。

地黃肉桂雞

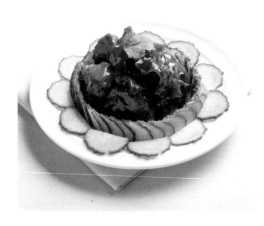

材料 熟地黃 100 克,肉桂 3 克,木耳 50 克,雞肉 500 克,蔥花、薑末、料酒、醬油、紅糖、鹽、食用油各適量。

做法 ❶ 將熟地黃、肉桂洗淨,同入砂鍋內,加水煎煮,取濃汁備用。❷ 將雞肉切塊、洗淨後,入油鍋中,加入蔥花、薑末急火煸炒。❸ 烹入料酒,加藥汁、木耳及適量清水,加醬油、紅糖,共煨煮至雞肉熟爛,加鹽,再煨煮至沸即成。

養腎功效 溫腎補血,主治腎虛腰膝酸軟、貧血頭暈。

補腎治病推薦配方

治腎陽不足引起的腰酸腹痛、畏寒肢冷、陽痿遺精、大便溏薄:肉桂、山茱萸、炙甘草各 3 克,熟地黃、杜仲各 9 克,山藥、枸杞子、附子各 6 克。水煎,去渣,取汁,溫服。(出自《景岳全書》「右歸飲」)

何首烏

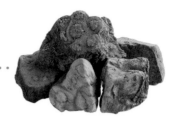

每次 25 克，建議煲湯、煮粥、泡酒、泡茶

性味歸經

性：溫　味：苦、甘、澀　歸經：肝、腎經

養腎功效

何首烏有補腎填精、強筋骨、烏鬚髮的功效，對肝腎精虧所致的眩暈耳鳴、腰膝酸軟、遺精、鬚髮早白，久病、年老體弱者之血虛腸燥便祕，血燥生風所致的皮膚搔癢有食療功效。

食用宜忌

🙂 **製首烏更補腎**

製首烏是將生首烏與黑豆同煮後晒乾的首烏，是一味補肝腎、益精血、養心寧神的良藥。

🙁 **用鐵器烹製**

何首烏中含有鞣質類物質，遇鐵易產生變化，煎藥忌用鐵器。

搭配宜忌

🙂 **何首烏＋桑葚＋女貞子**

何首烏、桑葚和女貞子一起水煎當茶飲，有益精血、烏鬚髮的功效。

🙂 **何首烏＋阿膠**

何首烏補腎填精，阿膠補血養血，二者搭配具有補益精血、美容養顏的作用。

🙁 **何首烏＋辛辣之物**

何首烏的作用在於補益肝腎、滋陰養血，蔥、蒜、蘿蔔等為辛辣動火的食材，一起吃會影響藥效。

人群宜忌

🙂 精血不足、鬚髮早白、腎精不固者宜食。

🙁 大便溏瀉及有濕痰者慎服。服用後出現腹痛、噁心、嘔吐等不良反應者應慎服。

女貞子藥力平和，若煎湯內服，以 6 ～ 15 克為宜。

養腎靠食療

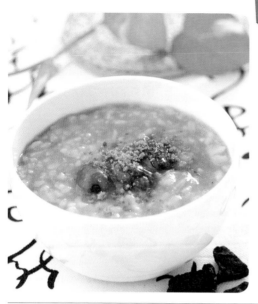

何首烏紅糖粥

材料　何首烏 30 克，白米 50 克，紅棗 5 個，紅糖適量。

做法　❶ 何首烏和紅棗，白米分別洗淨。❷ 將何首烏放入砂鍋內，加水煎取汁液。❸ 將白米、紅棗和何首烏汁放入砂鍋中，加入適量清水，大火煮沸轉小火煮約 30 分鐘，加紅糖調味即可。

養腎功效 何首烏是古人常用的滋補強壯之品，此粥調以紅糖，可滋補肝腎、益精養血，適合產後虛弱的新手媽媽服用。

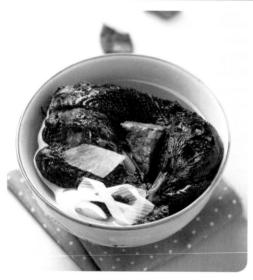

何首烏燉烏骨雞

材料　烏骨雞 1 隻，何首烏 30 克，薑片、鹽各適量。

做法　❶ 烏骨雞處理乾淨，切塊，焯燙。❷ 將何首烏放入砂鍋內，加水煎取汁液。❸ 將烏骨雞和何首烏汁放入砂鍋中，加入薑片和適量清水，大火煮沸轉小火煮 2 小時，加鹽調味即可。

養腎功效 何首烏補肝益腎、養血祛風，烏骨雞溫中益氣、補虛勞、健脾益胃。何首烏燉烏骨雞益肝強腎、滋陰養血，適用於脫肛、血虛頭暈等症。

補腎治病推薦配方

治骨軟、腰膝疼、行履不得：何首烏、牛膝各 500 克，白酒 1,000 毫升。將何首烏和牛膝放入白酒中浸泡 7 天，曝乾，研成粉末，煉蜜為丸，如梧桐子大。每日 30 丸，以溫酒送服。（出自《經驗方》）

熟地黃

每日 10 ～ 30 克，建議煲湯、泡酒、泡茶

性味歸經

性：溫　味：甘　歸經：肝、腎經

養腎功效

熟地黃，別名熟地，為玄參科植物地黃經蒸熟晒乾的塊根。它具有養血滋陰、補精益髓的功效，適用於腎陰虧虛、精血不足所致的陽痿、早洩、遺精、更年期症候群、月經不調、高脂血症、冠心病、貧血、慢性腎炎、腎病症候群等。

食用宜忌

😊 做藥膳或藥酒

可入菜餚食用，與其他食材如甲魚、豬腳等燉服；也可與當歸浸入適量優質白酒中，製作藥酒飲用。

😟 長期大量食用

長期大量服用熟地黃，易引起水腫，因此需長期服用熟地黃者應及時調整用量。

搭配宜忌

😊 熟地黃＋當歸

熟地黃補腎填精，當歸補血養血，二者搭配可用於治療月經不調。

😊 熟地黃＋墨魚

熟地黃補精益髓，墨魚補脾益腎、滋陰養血，二者搭配食用可以補腎填精、補血養陰。

😟 熟地黃＋蘿蔔

蘿蔔性平味辛，能發散、下氣、消谷，寬胸化積；熟地黃滋陰補血。二者性味、功能皆不相合，搭配會使熟地黃藥性失效。

人群宜忌

😊

腎陰虧虛、精血不足、陽痿、早洩、遺精、慢性腎炎患者宜食。

😟

熟地黃性滋膩，有助濕氣，妨礙消化，故氣滯多痰、腹部脹痛、食慾不佳、大便溏瀉的人不宜服用。

新鮮墨魚仔只要剪開腹腔，清理其內臟就可以了。

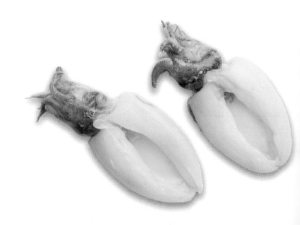

熟地枸杞燉豬肉

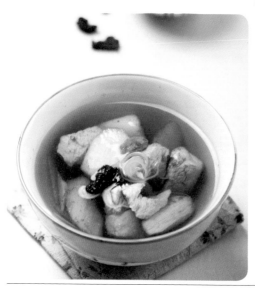

材料　熟地黃 10 克，枸杞子 15 克，山藥 12 克，豬瘦肉 250 克，薑片、蔥段、鹽各適量。

做法　❶ 豬瘦肉洗淨，切塊。❷ 枸杞子、山藥、熟地黃裝入紗布袋包好紮緊。❸ 把豬瘦肉、紗布袋、薑片、蔥段放入砂鍋內，加適量清水，先用大火煮沸轉小火慢燉至肉爛熟後去藥包，加鹽調味即可。

養腎功效 熟地黃補腎填精，枸杞子滋陰補腎，山藥健脾益腎，豬瘦肉補中益氣。熟地枸杞燉豬肉具有滋補肝腎、補益精血的功效。

地黃枸杞甲魚湯

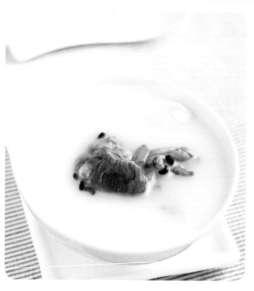

材料　熟地黃 15 克，枸杞子 30 克，北黃耆 10 克，甲魚 1 隻，鹽適量。

做法　❶ 枸杞子、熟地黃、北黃耆洗淨，紮入布包。❷ 甲魚宰殺，去甲殼、頭爪，洗淨切塊，放入砂鍋，加水及藥包，大火煮沸。❸ 轉小火煲至甲魚肉熟透，去藥包，加鹽調味即可。

養腎功效 滋陰補血，益氣養陰，適用於腎陰虛及精血不足所致的多種病症及貧血。

補腎治病推薦配方

❶ 治糖尿病併發腎病：熟地黃、生地黃各 10 克，黃耆 30 克。用水煎煮，當茶飲，有益氣滋陰的功效。

❷ 治肺腎陰虛引起的咳嗽、氣喘：熟地黃、生地黃、當歸、麥門冬各 9 克，百合 12 克，白芍、桔梗、貝母各 6 克，玄參、甘草各 3 克。水煎當茶飲，適用於肺腎陰虛引起的咳嗽氣喘、痰中帶血、咽喉燥痛、頭暈目眩等。

黃精

每日 9～15 克，建議煲湯、煮粥、泡茶、泡酒

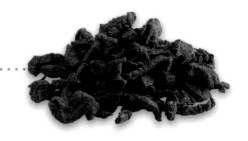

性味歸經

性：平　味：甘　歸經：腎、脾、肺經

養腎功效

黃精具有補氣養陰、益腎、健脾、潤肺的功效，可用於治療腎虛引起的早衰、頭暈、腰膝酸軟、鬚髮早白，糖尿病氣陰兩傷引起的口渴、多飲、善飢欲食，肺氣陰兩虛所致的乾咳少痰或久咳乏力，氣陰兩虛導致的面色萎黃、睏倦乏力等。

食用宜忌

☺ 作為久服滋補之品

黃精藥性平和，作用緩慢，可作為久服滋補之品，既補脾氣，又補脾陰，還有潤肺生津、益腎補精的作用。而黃精燉瘦肉湯就是一味簡單補益的食療湯方。

搭配宜忌

☺ 黃精＋鹿肉

黃精益氣養陰、益腎，鹿肉有補脾益氣、溫腎壯陽的功效，二者搭配食用可以發揮陰陽雙補的作用。

☺ 黃精＋雞肉

黃精滋補腎陰、益氣，雞肉補血填精，二者搭配食用有養血補氣、潤髮黑髮的作用。

☹ 黃精＋鴿肉

黃精和鴿肉都是養腎佳品，二者搭配，滋陰填精、補腎益氣，尤其適宜產婦食用。

人群宜忌

☺ 脾胃虛弱、體倦乏力、肺虛燥咳、經血不足者宜食。

☹ 黃精為滋膩之品，痰濕內盛者不可服用，感冒發熱等急症時暫停服用。脾胃虛寒、食慾不振者忌服。

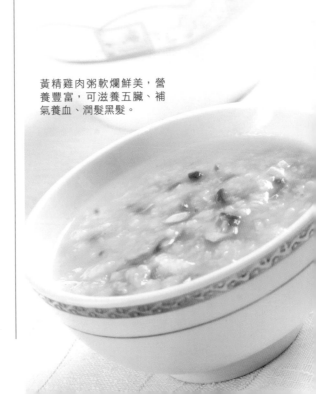

黃精雞肉粥軟爛鮮美，營養豐富，可滋養五臟、補氣養血、潤髮黑髮。

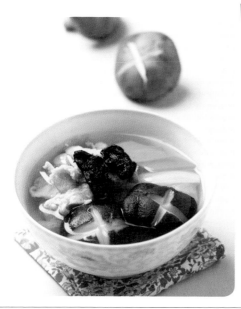

黃精瘦肉湯

材料　黃精 35 克，豬瘦肉 500 克，小白菜
　　　100 克，紅蘿蔔 1 根，香菇 5 朵，鹽
　　　適量。

做法　❶ 豬瘦肉洗淨，切大塊，放入開水
　　　中汆去血水，撈出備用。❷ 小白菜
　　　和黃精洗淨；紅蘿蔔去皮切片；香
　　　菇去柄洗淨切瓣。❸ 水燒開，放入
　　　豬瘦肉大火煮 20 分鐘，再放入鹽以
　　　外的其他材料，小火煲 1 小時，加
　　　鹽調味即可。

養腎功效 黃精滋補腎陰，豬瘦肉補中益氣，小白
菜、紅蘿蔔和香菇富含多種維他命。黃精瘦肉湯具
有滋陰補腎、益氣健脾的作用，是腎陰虛患者的營
養湯。

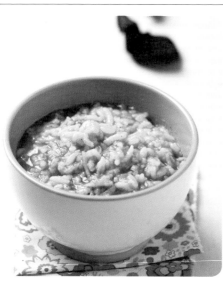

黃精白米粥

材料　黃精 20 克，白米 100 克，陳皮、冰
　　　糖各適量。

做法　❶ 白米洗淨；黃精、陳皮分別洗淨，
　　　用紗布包好。❷ 鍋中加入適量清
　　　水，放入白米、藥包，大火煮沸轉
　　　小火煮半小時，揀出藥包，調入冰
　　　糖即可。

養腎功效 黃精具有補氣養陰、益腎、健脾、潤肺
的功效，白米補中益氣。黃精白米粥具有補中益氣、
強筋健骨、烏鬚生髮的作用，適用於腎虛導致的骨
質疏鬆、脫髮白髮等症。

補腎治病推薦配方

壯筋骨、益精髓：黃精、蒼朮各 40 克，地骨皮、柏葉各 50 克，天門冬 30 克，酒
麴 10 克，糯米 500 克。先將中藥水煎取汁，再將酒麴和糯米放進藥汁中釀酒。不
拘時服。（出自《本草綱目》）

黃耆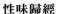

每天 10 ～ 20 克，建議煲湯、煮粥、泡酒、泡茶

性味歸經
性：微溫　味：甘　歸經：脾、肺經

養腎功效
黃耆是一種名貴且常用的中藥材，它具有補氣昇陽、益氣固表、托瘡生肌、利水退腫四大功效，能與人參媲美。著名老中醫祝諶予稱黃耆為「補藥之長」。人體各種功能無不依賴氣的活動，氣虛則諸症起，故黃耆雖為補氣之藥，而氣、血、陰、陽兼而有之。

食用宜忌

😊 泡茶飲用
黃耆是泡茶的佳品，取生黃耆 10 ～ 20 克，用沸水沖泡，加蓋燜數分鐘，趁熱溫服。每天服用有補中益氣之功效。

😕 春季服用
春天，人體需要宣發，而黃耆養氣固表，因此不宜在春季服用。

搭配宜忌

😊 黃耆＋豬肝
黃耆補益脾氣，豬肝護肝養肝，二者搭配食用有補氣、養肝、通乳的作用。

😊 黃耆＋銀耳
黃耆是補氣的佳品，銀耳滋陰潤肺，二者搭配可作為白細胞減少症者的食療方。

😕 黃耆＋蘿蔔
黃耆補氣，蘿蔔洩氣，二者同食會降低黃耆的補益效果。

人群宜忌

😊 身體羸弱、中氣下陷、脈細無力、言語低弱者宜食。

😕 表實邪盛、氣滯濕阻、食積停滯者不宜食用，感冒發熱者、孕婦慎食。

銀耳宜用開水泡發，泡發後去掉未發開部分，特別是那些呈淡黃色的部分。

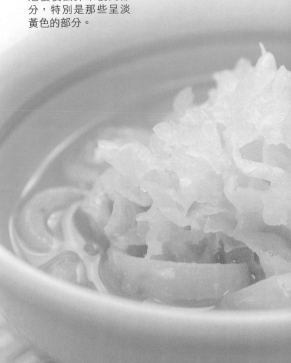

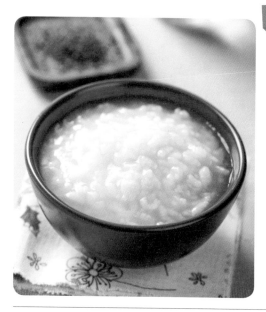

黃耆白米粥

材料　黃耆 30 克，白米 50 克，紅糖適量。
做法　❶ 黃耆洗淨；白米洗淨。❷ 黃耆放
　　　入鍋中加入適量清水，煎煮半小時，
　　　去渣取汁。❸ 將藥汁和白米一起煮
　　　粥，食用時加入紅糖調味即可。

養腎功效 黃耆補氣昇陽、益氣固表，白米補中益
氣。黃耆白米粥具有極強的補氣昇陽的作用，適用
於肺腎虛弱導致的水腫、小便不利等症。

黃耆蒸鵪鶉

材料　黃耆 10 克，鵪鶉 1 隻，清湯 250 克，
　　　薑片、蔥白、胡椒粉、鹽各適量。
做法　❶ 鵪鶉褪毛洗淨，從背部剖開，清
　　　理內臟，斬去爪子，沖洗乾淨，入
　　　沸水鍋焯 1 分鐘撈出。❷ 黃耆放入
　　　鵪鶉腹內。❸ 將鵪鶉放入碗中，注
　　　入清湯，加蔥白、薑片、胡椒粉，
　　　調入鹽，上籠蒸約 30 分鐘，取出，
　　　潷出湯汁即可。

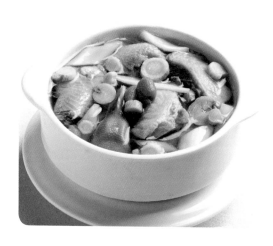

養腎功效 益氣補脾，主治洩瀉、倦怠少氣、顏面
及下肢浮腫、性慾低下等。亦可用於中年女性特發
性水腫、卵巢早衰、圍絕經期與中老年期子宮脫垂、
中年女性性功能減退等症。

補腎治病推薦配方

治腎虛不足、腹中拘急疼痛：黃耆、白芍各 15 克，紅棗 10 顆，桂枝、生薑、甘
草各 10 克，飴糖 50 克。將前 6 味中藥用水煎，取汁，入飴糖待溶化後服用。(出
自《金匱要略》「黃耆建中湯」)

鹿茸

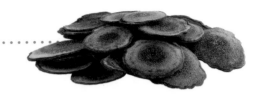

每日 0.3 ～ 2 克，建議煲湯、磨粉、泡酒

性味歸經

性：溫　味：甘、鹹　歸經：肝、腎經

養腎功效

鹿茸具有補精髓、強筋骨、壯腎陽、調衝任的功效。它可用於治療腎陽虛衰和精血不足導致的陽痿、遺精滑洩，女子宮冷不孕，衝任不固，衝任虛寒導致的崩漏、血色淡紅或帶下過多等症。

食用宜忌

☺ **用酒或鹽水服用**

將鹿茸研成細末，用酒或鹽開水吞服，補腎效果更佳。

☹ **驟然加量**

服用鹿茸時，宜從小劑量開始，從 0.3 ～ 0.5 克逐漸增加，不能驟然加量使用，以免出現不適。

茶葉上可清頭目，中可消食滯，下可利小便，是天然的保健飲品，但不宜與鹿茸搭配。

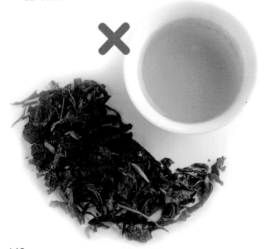

搭配宜忌

☺ **鹿茸＋烏骨雞**

鹿茸生精補髓，烏骨雞益腎養陰，二者搭配食用有補腎益精的作用。

☺ **鹿茸＋阿膠＋紅棗**

鹿茸補腎填精，阿膠和紅棗都是補血養血的佳品，三者搭配適合精血不足的患者食用。

☹ **鹿茸＋茶葉**

二者搭配會減弱鹿茸的功效。鹿茸與蘿蔔、山楂搭配，也會減弱功效。

人群宜忌

☺ 腎陽虛、腎精不足及陽虛體質者宜食。

☹ 對鹿茸過敏者忌服，過敏體質者慎服。正逢傷風感冒，出現頭痛鼻塞、發熱畏寒、咳嗽多痰等外邪正盛的人忌服。

鹿茸燉烏骨雞

材料　鹿茸 2 克，烏骨雞 1 隻，料酒、鹽各適量。

做法　❶ 烏骨雞宰殺後去毛及內臟，洗淨，切塊。❷ 烏骨雞放入鍋中，加入鹿茸、料酒和適量清水，小火燉煮 2 小時，加鹽調味即可。

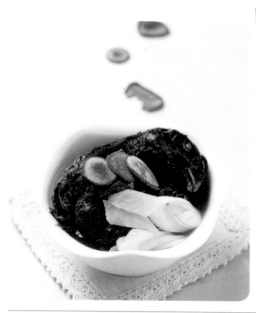

養腎功效 烏骨雞可食可藥，能滋補腎陰，是調補身體的上佳食品，鹿茸可治療宮寒不育、月經不調等症。鹿茸燉烏骨雞能溫腎暖宮、益精調經。

鹿茸魚肚湯

材料　鹿茸 2 克，魚肚 15 克，料酒、紅糖各適量。

做法　❶ 魚肚處理乾淨，切條。❷ 將魚肚放入鍋中，加入鹿茸、料酒和適量清水，大火煮沸轉小火煮 1 小時，加紅糖調味即可。

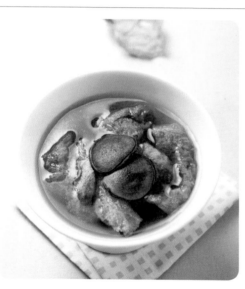

養腎功效 鹿茸補精髓、強筋骨、壯腎陽，魚肚補腎益精、滋養筋脈。鹿茸魚肚湯適用於腎陽虛或腎精不足引起的腰膝酸軟、夜尿頻多等症。

補腎治病推薦配方

❶ 治陽痿、早洩：鹿茸 20 克，冬蟲夏草 3 克，山藥 30 克，白酒 1,500 毫升。將中藥浸於酒中，密封浸泡 10 天即可服用。每日兩次，早、晚各服 10～15 毫升。

❷ 陽痿、夜尿多、手足欠溫：鹿茸 0.5 克，雞蛋 2 顆，鹽、胡椒粉各適量。鹿茸研細末，雞蛋敲破，傾入碗中，放入鹿茸及鹽、胡椒粉，一併調勻，蒸熟食用。

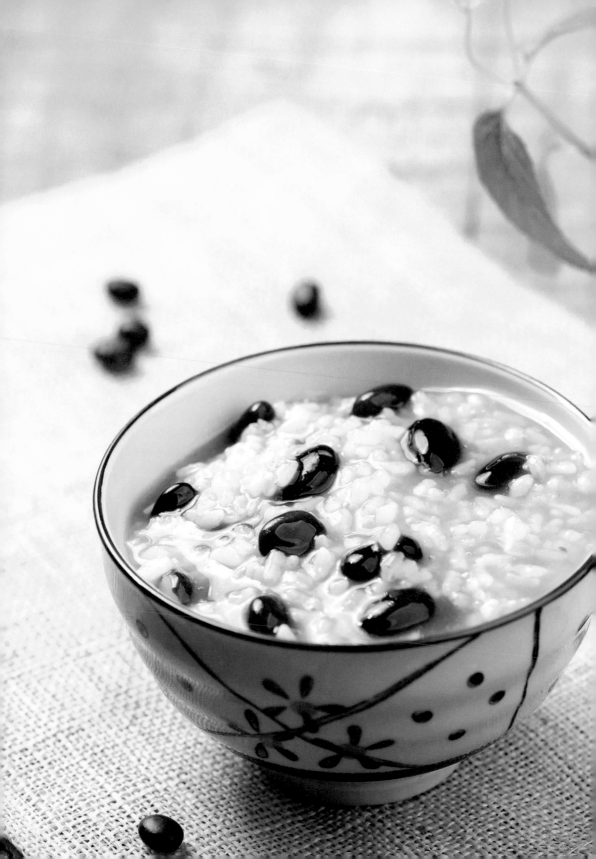

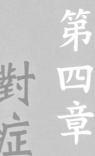

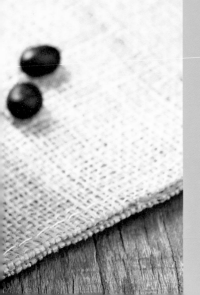

第四章
對症調養腎虛症狀

腎為先天之本，人一旦產生腎虛，就會出現許多症狀，帶來許多疾病，像是腰酸背痛、耳鳴耳聾、氣短、落髮、便祕等，該怎麼吃才能調理這些症狀呢？

腰背酸痛

　　腎虛會引起腰背酸痛與骨質疏鬆，容易發骨折。腎能生髓，髓藏於骨腔之中，以充養骨骼，所以《素問‧陰陽應像大論》記載：「腎生骨髓。」人到老年，腎氣漸耗，腎精虧虛，不能主骨生髓，勢必骨枯髓減，所以易患腰背酸痛、骨質疏鬆等症，也極易發生骨脆骨折。

飲食原則

☺ 多食用富含組胺酸、精胺酸、核酸和膠原蛋白的食物，如豆類製品、牛肉、魚蝦、動物血等。

☹ 少食肥肉、高脂肪和高膽固醇食物，因其產生的代謝物易加重腰部疼痛。

食物選擇

☺ 栗子、枸杞子、人參、豬腰、羊豬腰、核桃仁、黑芝麻、海蝦、蠶蛹、山藥、牛肉、桑葚等。

☹ 香蕉、雪梨、蘿蔔、白菜、竹筍、紫菜、綠豆、冬瓜、黃瓜、西瓜、海帶等。

簡易療法

① 伸腰運動：兩腳開立，與肩同寬，腰向後伸展，並逐漸加大幅度。重複 6 ～ 8 次。
② 不穿帶跟鞋，有條件的可選擇鞋底前高後低的負跟鞋。
③ 雙手相互搓熱，重疊放於腰椎正中，由上而下推搓 30 ～ 50 次，至局部發熱。

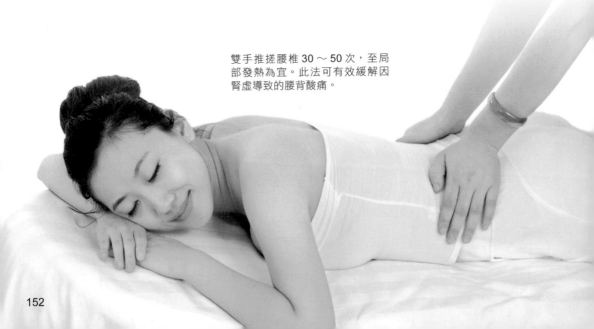

雙手推搓腰椎 30 ～ 50 次，至局部發熱為宜。此法可有效緩解因腎虛導致的腰背酸痛。

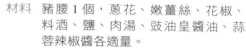

養腎靠食療

酒醉豬腰絲

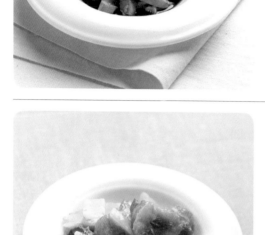

材料 豬腰 1 個，蔥花、嫩薑絲、花椒、料酒、鹽、肉湯、豉油皇醬油、蒜蓉辣椒醬各適量。

做法 ❶ 肉湯中加花椒、蔥花、嫩薑絲、鹽調勻成滷汁。❷ 豬腰洗淨，剝去筋膜，剖成兩半，再去腰臊，切成絲，用蔥薑醃製 4 ～ 6 小時。❸ 腰絲焯燙後放滷汁內，加料酒，燜 1 小時左右，撈出裝盤，澆上醉滷汁，再擺上豉油皇醬油、蒜蓉辣椒醬，蘸食即可。

養腎功效 溫腎壯陽，填精益髓，適用於腎虛腰痛，腰膝酸痛、足膝痿弱等病症。

枸杞炒牛鞭花

材料 鮮牛鞭 1 具，枸杞子 15 粒，料酒、麵粉、鹽、蔥、薑、高湯、食用油各適量。

做法 ❶ 將枸杞子泡在高湯中，加上適量麵粉對成汁。❷ 將牛鞭洗淨，撕去筋膜，切成小段，每段再分成 2 片，每片切梳子花刀，用開水氽成牛鞭花。❸ 鍋內加食用油燒熱，放入蔥、薑，加入牛鞭花、料酒、鹽、枸杞子汁，炒勻，出鍋裝盤即成。

養腎功效 溫腎壯陽，填精益髓，適用於腎陽虛弱引起的腰膝酸痛、性慾低下、尿頻等症。

地黃烏骨雞

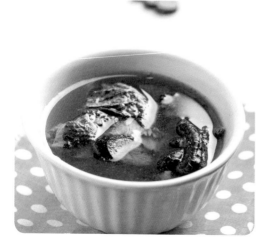

材料 雌烏骨雞 1 隻（約 1,000 克），生地黃、飴糖各 150 克。

做法 ❶ 將烏骨雞宰殺，去毛和內臟，洗淨。❷ 生地黃洗淨，切成條狀，加飴糖拌勻，裝入雞腹內。❸ 將烏骨雞仰放入瓷盆中，隔水用小火蒸熟即成。

養腎功效 溫腎補血，常食能治療腎虛引起的腰膝酸軟、貧血頭暈。

耳鳴耳聾

《靈樞・脈度篇》記載：「腎氣通於耳，腎和則耳能知五音矣。」中醫認為，腦為髓海，為腎精化生。也就是說，耳的聽覺功能依賴腎的精氣作為物質基礎，也就是中醫所說的「腎開竅於耳」的理論根據，腎精虛虧就會出現耳聾耳鳴的現象。

飲食原則

- 😊 多吃補腎食物，以及富含鋅、鐵、鈣的食物，多吃米、麵、豆類和蔬菜水果，多食用瘦肉、雞蛋和動物腎臟，常喝牛奶。

- 😟 不吃有損腎臟的食物，避免肥肉及辛辣刺激之物，戒菸戒酒。

食物選擇

- 😊 奶及其製品、枸杞子、山藥、黑芝麻、核桃、紫菜、木耳、鯽魚、泥鰍、豆製品、牛奶、牡蠣、雞蛋等。

- 😟 肥肉、甜點、花椒、咖哩、洋蔥、荸薺、菸酒等。

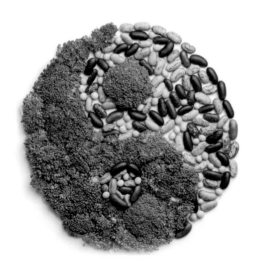

簡易療法

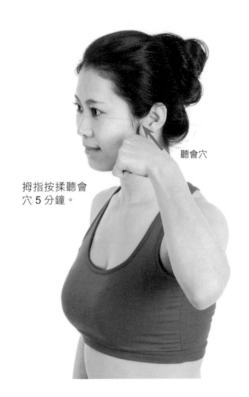

拇指按揉聽會穴 5 分鐘。

聽會穴

❶ 食指或拇指輕輕按揉聽會穴 5 分鐘（快速取穴：正坐，耳屏下緣前方，張口有凹陷處即是）。

❷ 食指和拇指從上到下按捏耳廓，然後由下而上按捏，至雙耳發熱。

❸ 用雙手手掌摀住耳眼，然後猛然鬆開，每天做 10 次。此法可延緩聽力衰老。

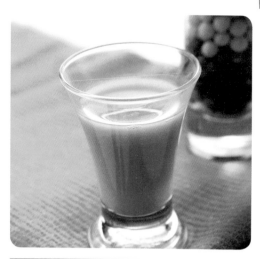

蜂蜜黑豆漿

材料　黑豆 50 克，蜂蜜 30 毫升。

做法　❶ 黑豆淘洗乾淨，放入水中浸泡至黑豆吸水漲胖。❷ 將黑豆放入榨汁機中，加適量水攪打出漿汁。❸ 用紗布過濾後，再次把盛有豆渣的布袋放入水中搓捏，使黑豆中的可溶物和分散為膠體的蛋白質儘可能溶於水中，將兩次獲得的豆汁倒入鍋中，大火煮沸。❹ 離火稍涼，加入蜂蜜即成。

養腎功效 滋補肝腎，治療肝腎虛損引起的頭暈耳鳴，暈眩健忘等。

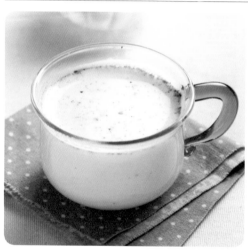

核桃芝麻蜜飲

材料　核桃仁、黑芝麻各 30 克，牛奶、豆漿各 200 毫升，蜂蜜 30 毫升。

做法　❶ 將核桃仁、黑芝麻放入小石磨中，邊倒邊磨。❷ 磨好後與牛奶、豆漿一同放入鍋中煎煮。❸ 煮沸後放至微溫，加入蜂蜜調勻即成。

養腎功效 滋補肝腎，常飲可治療肝腎虧虛引起的眩暈耳鳴、頭暈健忘等。

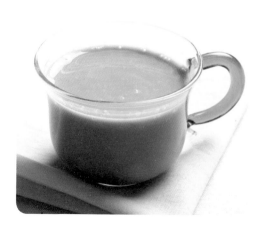

葡萄酒牛奶茶

材料　鮮牛奶 1 瓶（250 毫升），葡萄酒 15 毫升，蜂蜜 20 毫升。

做法　❶ 將鮮牛奶放入鍋內，小火煮沸。❷ 放至微溫後調入蜂蜜，攪拌均勻，調入葡萄酒，混合即成。

養腎功效 滋陰潤膚，常飲可治療腎虧引起的皮膚乾燥、頭暈目眩、耳鳴耳聾等症。

氣短喘促

　　氣短喘促，稍有活動則氣喘加重。中醫認為「肺主降氣、腎主納氣」，腎中精氣充沛，才能使吸入之氣經過肺的肅降而下納於腎。肺依賴腎的協助，才能正常呼吸以吐故納新。若腎氣虛損，本元不固，失其攝納之權，則吸入之氣不能歸納於腎，就會出現氣急、呼吸短促等氣不歸腎的病變。

飲食原則

☺ 多吃補益腎氣的食物和富含維他命A的食物，多喝水，還可多吃一些百合、銀耳等清肺止喘的食物。

☹ 飲食不宜過鹹、過甜、過膩、過於刺激，少吃或不吃油炸食物。

食物選擇

☺ 芝麻、枸杞子、山藥、百合、銀耳、柑橘、蘿蔔、梨、蓮藕、蜂蜜、杏仁等。

☹ 羊肉、辣椒、胡椒、蔥、薑、蒜等辛辣刺激之物，及各種冷飲和菸酒、濃茶。

鴨梨肉質細脆，多汁香甜，有生津、潤燥、清熱、化痰、解酒的功效。

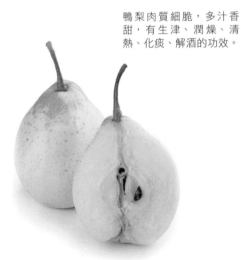

簡易療法

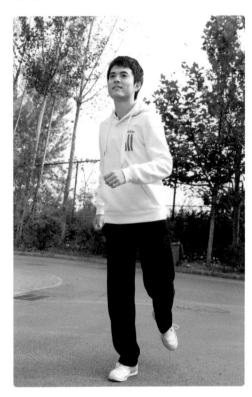

❶ 經常騎自行車。騎車是一種能改善心肺功能的耐力性鍛鍊，常騎自行車可緩解氣短喘促之症。

❷ 洗澡後，用濕潤的長毛巾斜擦後背兩三分鐘，力度適中，速度稍快，至皮膚發紅微熱即可。

❸ 經常進行諸如散步、做操、慢跑、游泳、打球、划船等有氧運動。

花生核桃燉鹿胎

材料　鹿胎（乾）、花生仁、核桃仁各30克，紅參10克，薑片、紅棗各適量。

做法　❶ 鹿胎洗淨、去雜；紅參切片；花生仁、核桃仁、薑片、紅棗洗淨。❷ 全部材料一同放入燉盅內，加適量清水，加蓋後隔水燉2小時即成。

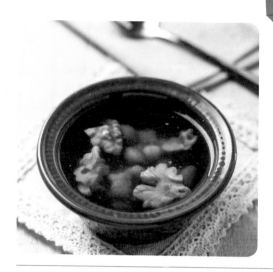

養腎功效 補腎納氣、潤肺平喘。適用於支氣管哮喘等因肺腎虛寒導致的氣短喘促、氣喘氣短等症。

枸杞子絞股藍茶

材料　絞股藍15克、枸杞子15粒。

做法　❶ 將絞股藍、枸杞子分別揀雜後洗淨，晒乾。❷ 放入茶杯中，用沸水沖泡，加蓋，燜15分鐘即可飲用。

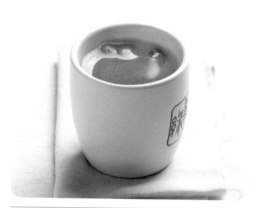

養腎功效 滋補肝腎，增強免疫力，可輔助治療腎虛引起的體倦乏力、氣短氣喘。

鮮奶胡桃玉液

材料　白米60克，胡桃仁120克，牛奶200毫升，白糖適量。

做法　❶ 白米淘淨，浸泡1小時後撈出；胡桃仁取80克炸熟。❷ 白米、炸胡桃仁、生胡桃仁、牛奶混合均勻，加清水磨細，過濾取汁。❸ 將汁液倒入鍋內，加適量清水燒開，加白糖攪拌至化開，過濾去渣後燒開即可。

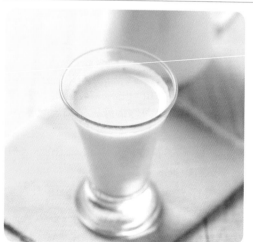

養腎功效 經常飲用有補脾腎、益肺氣的作用，能輔助治療腎虛氣弱引起的咳嗽、氣喘、腰痛等症。

記憶力減退

記憶力減退的最明顯表現為力不從心、丟三落四，越是重要的東西越易健忘。腎精可化生為脊髓，脊髓上通於腦，腎精的不斷化生可讓脊髓充盈，脊髓充盈才可補養腦髓。腦髓充盈，記憶力自然就好；腎精不足，大腦得不到足夠的給養，腦髓化生不足，記憶力自然減退。

飲食原則

🙂 多吃補腎填精的食物，多吃富含植物蛋白、維他命 E、骨膠質以及碘、鈣和鐵等多種礦物質的食物。

🙁 少吃糖類或脂肪含量高的食物，同時要忌食菸酒等辛辣刺激食物。

食物選擇

🙂 豆類、新鮮蔬菜、黑芝麻、黑米、山藥、桑葚、豬腰、豬腦、核桃、海帶、紫菜、木耳、花生、牛奶及奶製品等。

🙁 蜜棗、柿餅等醃製果脯，肥肉及加工的肉類、油炸食品，白酒、蒜、花椒、辣椒等。

花生中含有豐富的不飽和脂肪酸，能為神經細胞提供能量，有助於提高記憶力。

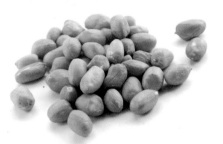

簡易療法

按揉小指第一關節 10 分鐘。

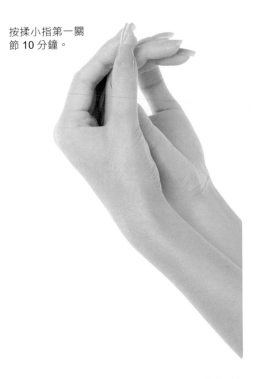

❶ 用大拇指和食指按揉雙手小指第一關節，每次 10 分鐘，每天 2 次。

❷ 頭部前屈 30 度，抬起，再後仰 30 度，然後向左、右各旋轉 30 度。每天 10 次，動作宜緩慢。

❸ 確保充足的睡眠是提高記憶力最便捷、有效的方法。

燕麥枸杞安神粥

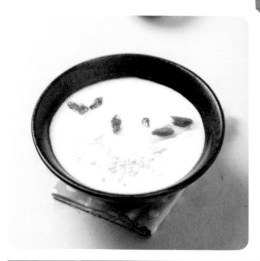

材料 鮮牛奶 500 毫升，山藥 60 克，燕麥片 100 克，枸杞子適量。

做法 ❶ 山藥去皮、洗淨，切小塊。❷ 鮮牛奶倒入鍋中，放入枸杞子，將燕麥片與山藥一同入鍋，邊煮邊攪拌 3 ～ 5 分鐘即可。

養腎功效 山藥能補腎澀精，燕麥健脾養胃。燕麥枸杞安神粥易消化吸收，可充分補充人體需要的礦物質，適用於失眠健忘者。

涼拌豬心

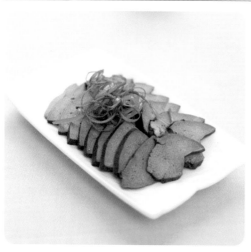

材料 豬心 1 個，天麻 30 克，酸棗仁、柏子仁各 10 克，當歸 5 克，薑片、蔥段、料酒、鹽、香油各適量。

做法 ❶ 豬心處理乾淨。❷ 豬心放入鍋中，加入天麻、酸棗仁、柏子仁、當歸，加適量清水，大火煮沸後加入薑片、蔥段、鹽、料酒，燉煮至熟，取出豬心，切成薄片，淋上香油，點綴香蔥絲、紅椒絲即可。

養腎功效 豬心補虛，可安神定驚、養心補血，能幫助入眠，消除疲勞。

紫菜包飯

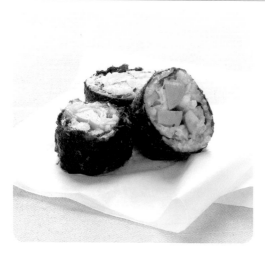

材料 糯米 500 克，雞蛋 1 顆，紫菜 1 張，火腿、黃瓜、沙拉醬、米醋各適量。

做法 ❶ 黃瓜洗淨，切條，加米醋醃製 30 分鐘；糯米洗淨，上鍋蒸熟，倒入適量米醋，拌勻晾涼；雞蛋打散；火腿切條。❷ 鍋中放少量油，將雞蛋攤成餅，切絲。❸ 將糯米平鋪在紫菜上，再擺上黃瓜條、火腿條、雞蛋絲，加入沙拉醬，捲起，切 1 公分厚片即可。

養腎功效 紫菜富含鈣、鐵和膽鹼，能增強記憶力，促進骨骼、牙齒的生長。

腎虛失眠

失眠通常表現為入睡困難、無法保持睡眠狀態、早醒或睡眠質量差等。腎乃先天之本，陰陽之根，故腎中陰陽互感互生，相互依存。如果腎陰不足骨髓就得不到潤養，就會導致失眠；如果陰損及陽，或陽損及陰，出現陰陽兩虛也會導致失眠。

飲食原則

😊 宜多吃補腎陰、滋陰壯陽的食物和富含礦物質、卵磷脂的食物及鹼性食物。

😞 忌食辛辣刺激性食物、不易消化的食物和易致興奮的食物。

食物選擇

😊 黑豆、茭白筍、圓白菜、百合、枸杞子、玉竹、麥門冬、桂圓、豬肝、豬心、雞肝、豬肺等。

😞 糯米、粽子、孜然、辣椒、花椒、白酒、啤酒等。

茭白筍富含碳水化合物、蛋白質、脂肪等，能補充人體的營養物質，具有健壯機體的作用。

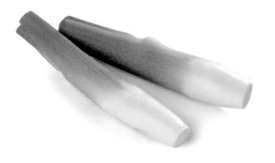

簡易療法

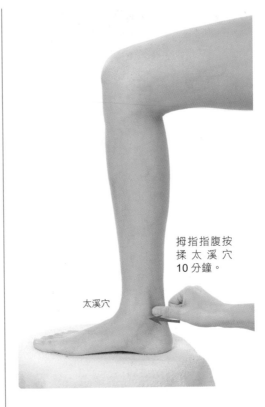

太溪穴

拇指指腹按揉太溪穴10分鐘。

1️⃣ 每晚 9 ～ 11 點，點按足跟部的太溪穴 2 次，每次持續 10 分鐘左右。

2️⃣ 每天散步半小時到 1 小時，是幫助睡眠的最好方法。

3️⃣ 「恐傷腎」，擔心、恐懼不但會影響睡眠，還會傷害到腎臟，因此要時刻保持良好的心態。

養腎靠食療

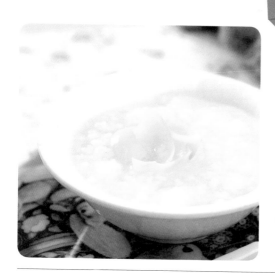

冰糖百合粥

材料　百合 30 克，白米 100 克，冰糖適量。

做法　❶ 將百合撕瓣、洗淨；白米洗淨。
❷ 將白米放入鍋內，加適量清水用
大火燒開，轉用小火煮，快熟時，
加入百合、冰糖，煮成粥即可。

養腎功效 冰糖百合粥能清心安神，治虛煩驚悸、
失眠多夢及精神恍惚；能夠有效改善睡眠質量，緩
解神經衰弱。

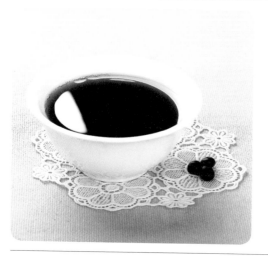

黑豆桂圓冰糖湯

材料　黑豆 30 克，桂圓 15 克，冰糖適量。

做法　❶ 黑豆洗淨，浸泡 3 小時；桂圓去
殼。❷ 將黑豆、桂圓放入鍋中，加
適量清水，小火燉煮至豆熟，加冰
糖稍煮即可。

養腎功效 黑豆有滋陰補腎功效，能緩解腎虛陰虧；
桂圓健腦益智、補養心脾、安神。黑豆桂圓冰糖湯
補心脾、養腎陰，適用於心悸失眠、頭暈體倦等症。

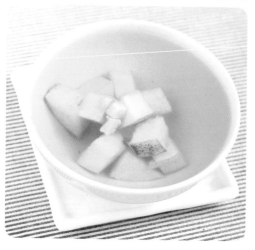

川貝燉雪梨

材料　雪梨 1 顆，川貝母 6 克。

做法　❶ 雪梨洗淨，切塊。❷ 將梨塊和
川貝母放入鍋中，加適量清水，燉
約 1 小時，待梨熟爛後，飲湯吃梨，
每日 1 次，連服 3 ～ 5 天。

養腎功效 這款梨湯滋陰潤肺，清熱化痰，非常適
用於肺腎陰虛導致的發熱、咳嗽及失眠之症。

身體水腫

　　腎虛水腫常伴有重度蛋白尿、腰酸膝軟、咽喉乾燥、心煩意亂、眩暈耳鳴、健忘失眠、出虛汗、舌紅少苔等病症。「腎者水藏，主津液」，多因生育不節、房勞過度，或久病傷腎，以致腎氣虛衰，不能化氣行水，遂使膀胱氣化失常、開合不利，引起水液瀦留體內，氾濫肌膚而成水腫。

飲食原則

😊 飲食以清淡為主，多吃富含優質蛋白質的食物和補腎填精、溫腎助陽、調補氣血的食物。

☹️ 忌常吃味重食物、難消化的食物和易脹氣的食物。

食物選擇

😊 薏仁、紅小豆、綠豆、冬瓜、絲瓜、西瓜、白梨、鯽魚、玉米鬚、黃瓜、番茄、蘑菇等。

☹️ 鹹菜、醬菜、腊肉、腐乳、鹹魚、糯米、麻團、魔芋、紅薯、馬鈴薯、洋蔥、蕎麥等。

烹炒絲瓜時，可滴入適量白醋，不僅可以保持絲瓜的色澤，而且清香爽口。

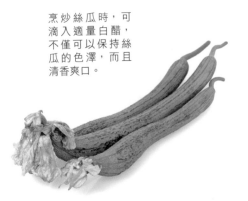

簡易療法

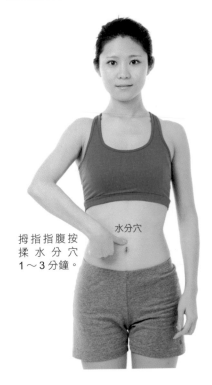

水分穴

拇指指腹按揉水分穴1～3分鐘。

1 按摩穴位：拇指依次按壓天樞穴（P168）、水分穴、關元穴（P204），力度適中，反覆幾次。

2 像穿內衣一樣，將後背的肉往胸前推，同時用指腹略施力按摩，可促進後背贅肉代謝。

3 兩手握住小腿，大拇指按住小腿前面的腿骨，從下往上按摩，重複3次，以消除小腿水腫。

蝦仁冬瓜湯

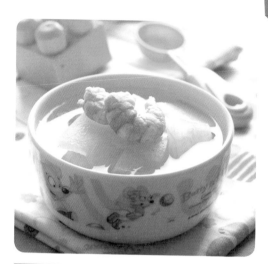

材料　鮮蝦 100 克，冬瓜 300 克，香油、鹽各適量。

做法　❶ 將蝦去殼，剔除蝦線，洗淨，瀝乾水分，放入碗內；冬瓜洗淨去皮、瓤，切成小塊。❷ 將蝦仁放入鍋中，加適量清水煮約 3 分鐘，加冬瓜，同煮至冬瓜熟，加鹽調味後盛入湯碗，淋入香油即可。

養腎功效 蝦仁補腎壯陽，冬瓜利水通淋。蝦仁冬瓜湯具有清熱利尿、溫補腎陽的功效，可輔助治療腎虛水腫。

綠豆小麥通草粥

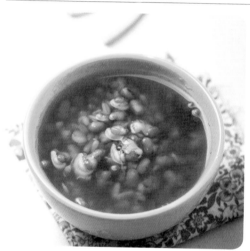

材料　通草 10 克，綠豆、小麥各 50 克。

做法　❶ 通草煎煮取汁；綠豆、小麥均洗淨，浸泡 30 分鐘。❷ 將綠豆、小麥放入鍋中，加入通草汁液和適量清水，熬煮成粥即可。

養腎功效 通草能清熱利尿，用於治療濕熱尿赤、淋病澀痛、水腫尿少等症。此粥適用於濕熱型泌尿系感染。

鯉魚米醋湯

材料　鯉魚 1 條，薑片、蔥段、米醋、鹽各適量。

做法　❶ 鯉魚去腸雜，洗淨。❷ 鯉魚放入鍋中，加薑片、蔥段、米醋、鹽，燉煮至熟，喝湯吃魚。

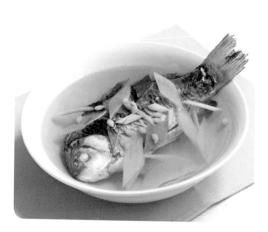

養腎功效 鯉魚可補脾健胃、利水消腫。鯉魚米醋湯適用於慢性腎炎水腫不消者。

脫髮、白髮

　　因腎虛導致的脫髮、白髮，最突出的表現為頭髮稀疏、花白。頭髮的生長狀態反映體內腎精氣的盛衰，腎精充足則頭髮生長旺盛、烏黑茂密且有光澤、柔韌不易折斷；腎氣虛衰、腎精不足的人，就會脫髮過早或頭髮早白、頭髮乾枯、稀疏且無光澤，甚至出現全禿的情況。通常脫髮、白髮與腎虛、血虛有關。

飲食原則

- 😊 多吃補腎益氣、補腎固精的食物，以及富含植物蛋白、維他命E、骨膠質以及碘、鈣、鐵等多種礦物質的食物。

- 😟 少吃糖類或脂肪含量高的食物，忌酒及其他辛辣刺激食物。

食物選擇

- 😊 黑豆、黑芝麻、黑米、山藥、紅蘿蔔、馬鈴薯、菠菜、香菇、烏骨雞、牛肉、甲魚、海參、海帶、紅棗、桑葚、葡萄、核桃、牛奶等。

- 😟 蜜棗、葡萄乾、柿餅等醃漬果脯；油炸食品、肥肉以及加工的肉類；蔥、薑、蒜、花椒、辣椒等辛辣刺激食物。

紅蘿蔔以形狀堅實、顏色為濃橙色、表面光滑且心柱細者為佳。

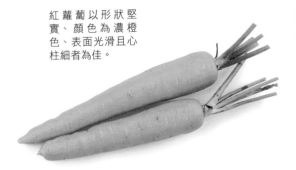

簡易療法

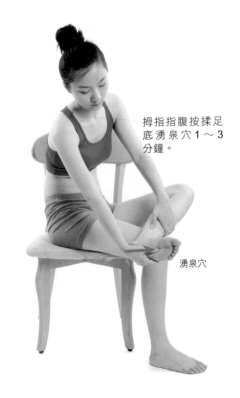

拇指指腹按揉足底湧泉穴1～3分鐘。

湧泉穴

1. 起床和臨睡前，用手掌在頭皮上畫小圓圈，並從額頭經頭頂到後頸部、從額頭經太陽穴到後枕部的順序揉搓頭皮，每次一兩分鐘。

2. 按揉足底湧泉穴。湧泉穴被喻為「水之源頭」，能補腎安神、養護頭髮。

3. 時刻保持樂觀的態度和愉悦的情緒，避免精神刺激，放下心理負擔。

枸杞芝麻粥

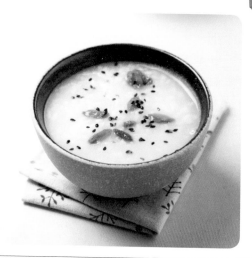

材料　枸杞子 10 克，黑芝麻 20 克，白米 50 克，白糖適量。

做法　❶ 枸杞子、黑芝麻、白米分別去除雜質，洗淨。❷ 將洗好的枸杞子、黑芝麻和白米放入砂鍋，加適量清水，大火煮沸後，轉小火熬至米湯濃稠，關火後加白糖攪勻食用。

養腎功效　黑芝麻「治肝腎不足，病後虛弱、鬚髮早白」，在烏髮養髮方面有很好的效果；枸杞子補肝腎陰虧。二者搭配食用，可補肝腎，益氣血，適用於頭髮早白、脫髮患者。

山藥芝麻糊

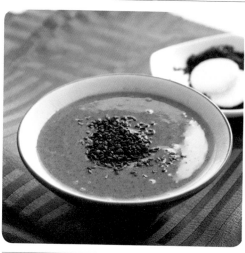

材料　山藥 100 克，黑芝麻 50 克，鮮牛奶 200 克，白米 60 克，冰糖適量。

做法　❶ 黑芝麻炒香；山藥去皮，切丁；白米洗淨；冰糖加水煮化。❷ 將上述食材倒入攪拌機，加入牛奶攪打成泥。❸ 將打好的泥加適量清水攪拌成糊，煮熟即成。

養腎功效　山藥能補腎澀精，黑芝麻能治鬚髮早白。山藥芝麻糊能滋陰補腎，對腎精虧虛引起的鬚髮早白有效，也適合病後虛弱者及中老年人日常食用。

香椿苗拌核桃仁

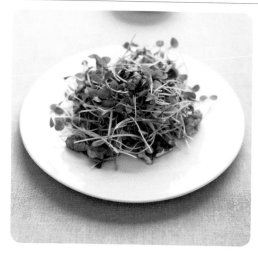

材料　香椿苗 100 克，核桃仁 50 克，青椒 1 個，鹽、橄欖油各適量。

做法　❶ 核桃仁煮 5 分鐘，然後浸泡 10 分鐘。❷ 青椒洗淨，切絲；香椿苗洗淨，瀝乾。❸ 將香椿苗、青椒絲以及煮好的核桃仁放入盤中，加鹽和橄欖油拌勻即可。

養腎功效　香椿苗有醒脾開胃的功效，對糖尿病也有一定效果，核桃仁能補腎陽、烏髮、健腦。二者搭配食用，尤其適合腎虛糖尿病患者食用。

陽痿早洩

陽痿和早洩都是中老年男子易患的一種性功能障礙疾病。精神因素、神經系統病變、內分泌病變、泌尿生殖器官病變、藥物影響等均可引起陽痿或者導致早洩。中醫認為，此病多由命門火衰或腎陰虧虛引起，應以養腎壯陽為調養原則。

飲食原則

☺ 飲食以軟食為主，可適當進食滋養性食物及補腎壯陽、滋陰補腎的食物，同時常吃富含精胺酸和鋅的食物。

☹ 吃生冷性寒，損傷陽氣的食物，少食高脂肪、高膽固醇的食物。

食物選擇

☺ 牛肉、雞肉、雞肝、羊腰、骨湯、鵪鶉蛋、海蝦、泥鰍、海參、牡蠣、鱔魚、墨魚、章魚、金櫻子、韭菜、生薑、山藥、銀杏、蓮子、核桃、花生等。

☹ 豬油、蜜餞、鹹菜、腊肉、白酒、啤酒、紅酒、香菸等。

蓮子可平抑性慾，對於遺精頻繁或滑精有止遺澀精的作用。

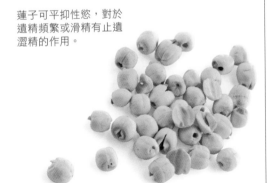

簡易療法

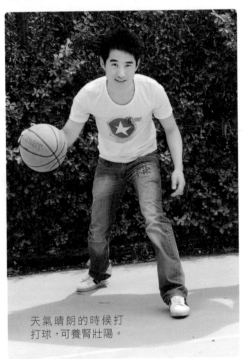

天氣晴朗的時候打打球，可養腎壯陽。

❶ 每日跳繩 3 ～ 10 分鐘，或適當進行一些體育鍛鍊，如游泳、打球、做操等。

❷ 兩手拇指、食指、中指分別捏住同側睪丸，輕輕揉搓 200 次，或用雙手握住兩個睪丸，輕輕向下反覆牽拉陰囊 200 次。

❸ 每晚按摩關元穴（204）、氣海穴（P206）和足三里穴（P205）各 3 分鐘。

養腎靠食療

羊腰韭菜粥

材料　羊腰 1 對，韭菜 150 克，枸杞子 30 克，白米 100 克，鹽適量。

做法　❶ 將羊腰對半切開，去白色筋膜和臊腺，切丁；韭菜洗淨，切碎。❷ 將羊腰、枸杞子、白米放鍋內，加水熬煮至七成熟時，加入韭菜，熬煮至熟，加鹽調味即可。

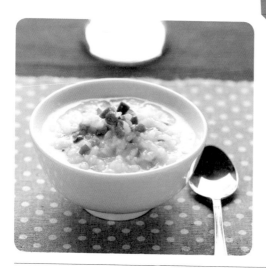

養腎功效 羊腰溫補腎陽，韭菜補腎助陽，枸杞子滋陰補腎。羊腰韭菜粥可以預防腎陽虛或者腎陰虛導致的陽痿。

清蒸大蝦

材料　大蝦 500 克，蔥段、薑片、薑末、料酒、高湯、米醋、醬油、香油各適量。

做法　❶ 大蝦洗淨，去蝦線。❷ 將大蝦擺在盤內，加入料酒、蔥段、薑片和高湯，上籠蒸 10 分鐘左右。❸ 揀去蔥段、薑片；用米醋、醬油、薑末和香油對成汁，供蘸食。

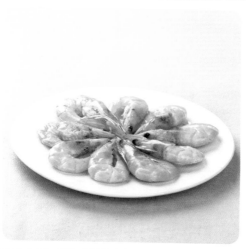

養腎功效 蝦性溫，可補腎、壯陽、益氣、通乳，對腎虛陽痿、腰酸膝軟、筋骨疼痛等病症有一定的療效。

肉蓯蓉羊肉粥

材料　肉蓯蓉 30 克，羊肉 200 克，白米 50 克，鹽適量。

做法　❶ 肉蓯蓉煎煮取汁；羊肉洗淨，切片；白米洗淨。❷ 將羊肉、白米放入鍋中，加入煎煮汁液和適量清水，熬煮成粥，加鹽調味即可。可用少許香菜葉、枸杞子點綴。

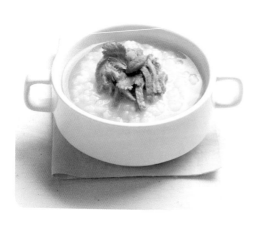

養腎功效 肉蓯蓉補腎助陽、益精血，羊肉溫補腎陽，白米補中益氣。肉蓯蓉羊肉粥具有溫裡壯陽、補腎益精的功效，適用於腰膝冷痛、陽痿遺精、腎虛面色晦暗等症。

腹瀉

　　腹瀉的典型症狀為排便次數增多、便質稀薄，甚則水樣、伴見腹痛等症狀。腎虛導致的腹瀉一般表現為五更洩，多因久病失養，損傷腎陽，或因年老體衰，陽氣不足而形成。五更洩一般發生在五更，次數超過兩次，肚臍隱隱作痛，痛連腰背，腹冷膝酸，一般多見於老年人。

飲食原則

- 😊 飲食要以流質性為主，多吃溫補腎陽、補腎氣的溫性食物和鹼性食物。

- 😟 忌食富含膳食纖維的食物和寒涼性食物，忌食肥膩、富含油脂的食物。

食物選擇

- 😊 黑米、羊肉、羊骨、鯽魚、核桃、栗子、花生、香菇、平菇、銀耳、紅蘿蔔、洋蔥、花菜、綠花椰、鹿茸、肉蓯蓉等。

- 😟 螃蟹、田螺、豬油、堅果、奶酪、芹菜、香蕉、紅薯、魔芋等。

綠花椰菜宜大火快炒，斷生之後馬上盛出，保持蔬菜的脆嫩感。

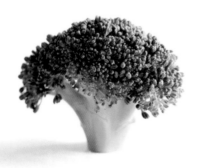

簡易療法

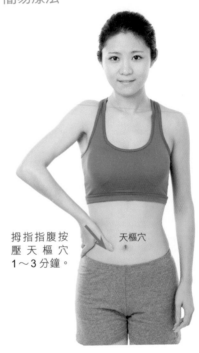

拇指指腹按壓天樞穴1～3分鐘。

天樞穴

❶ 用拇指指腹按壓左右天樞穴各 1 ～ 3 分鐘（快速取穴：肚臍旁開 3 橫指，按壓有酸脹感處即是）。

❷ 雙手對搓，搓熱後兩手相疊，掌心面對肚臍，同時用力按揉肚臍（即神闕穴）。

❸ 服用由二神丸與五味子散兩方組合而成的四神丸，可補脾益腎，澀腸止瀉。

補骨脂山藥粥

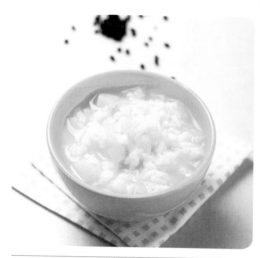

材料 補骨脂 10 克，山藥 30 克，白米 60 克。

做法 ❶ 補骨脂洗淨，加水煎煮取汁。❷ 山藥去皮，切小塊；白米洗淨，浸 泡半小時。❸ 山藥和白米放入鍋中， 加入適量清水和補骨脂藥汁，熬煮 成粥即可。

養腎功效 補骨脂有溫腎助陽、納氣、止瀉的功效， 山藥健脾補腎，白米補中益氣。補骨脂山藥粥有健 脾益胃、補腎助陽的功效，適合腎虛腹瀉患者食用。

金櫻子芡實湯

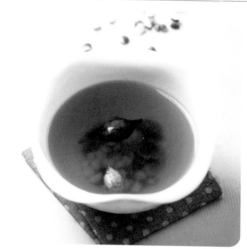

材料 金櫻子 10 克，芡實 50 克。

做法 ❶ 金櫻子和芡實分別洗淨；芡實用 水浸泡 3 小時。❷ 金櫻子和芡實放 入鍋中，加入適量清水，大火煮沸 轉小火煮 1 小時至芡實熟爛即可。

養腎功效 金櫻子補腎利尿，芡實固腎澀精。金櫻 子芡實湯有補腎利尿、澀腸止瀉的功效，適用於腎 氣虧虛引起的腹瀉、夢遺等病症。

紅芸豆荔枝粥

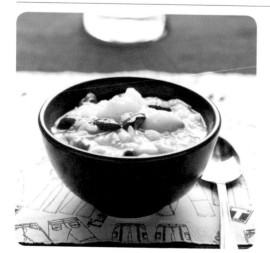

材料 紅芸豆、白米各 40 克，荔枝 5 顆， 白糖適量。

做法 ❶ 紅芸豆洗淨、浸泡 6 小時，白米 洗淨浸泡 30 分鐘；荔枝取肉。❷ 鍋 內放紅芸豆和清水，大火燒沸後改 小火，放入白米。❸ 待粥煮至熟爛 時，放入荔枝肉，略煮片刻。放入 白糖，攪拌均勻即可。

養腎功效 荔枝性溫，健脾益血，可治癘疾，紅芸 豆富含蛋白質、鐵、鈣及維他命 B 群等。紅芸豆荔 枝粥可輔助調養腎虛型腹瀉。

便祕

　　便祕的主要表現是大便次數減少、間隔時間延長，或排便次數、時間正常但糞質乾燥，排出困難。便祕一般伴有腹脹、腹痛、食慾減退、噯氣反胃等不適症狀。便祕雖屬大腸傳導功能失常，但最終還是因腎虛所致。

飲食原則

😊 多吃補腎益氣、滋補腎陰的食物，多吃富含膳食纖維、有機酸且能產氣的食物。

☹️ 忌食辛辣、溫燥的食物，忌食高蛋白、高脂肪的食物。

食物選擇

😊 紅棗、核桃仁、陳皮、烏梅、丁香、蘑菇、紅薯、香蕉、桃、梨、油菜、白菜、白蘿蔔、海帶等。

☹️ 蔥、薑、辣椒、雞蛋、海鮮、肉類等。

簡易療法

① 雙手拇指點、按、揉天樞穴（P168），有便意後入廁，同時繼續按壓此穴。

② 每晚睡前平臥於床上做深腹式呼吸，每次 15 ～ 30 分鐘，同時順時針按摩腹部。

③ 經常飲些蜂蜜水，或取海帶 60 克，泡軟後煮至熟爛，加鹽調味，每天服用 1 次。

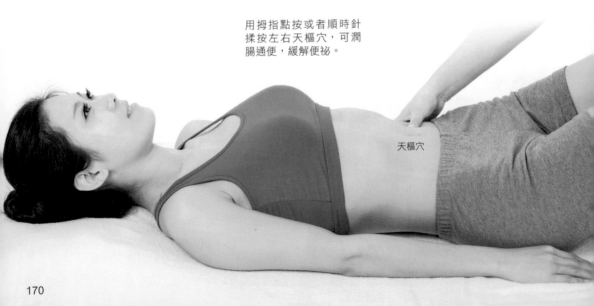

用拇指點按或者順時針揉按左右天樞穴，可潤腸通便，緩解便祕。

天樞穴

栗子扒白菜

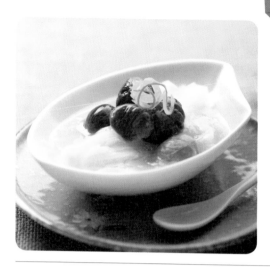

材料　白菜心 400 克，栗子 100 克，薑末、
　　　太白粉水、鹽各適量。

做法　❶ 白菜心洗淨，切成小片；栗子去
　　　皮，洗淨，過油。❷ 油鍋燒熱，放
　　　入薑末炒香，接著放入白菜與栗子
　　　翻炒至熟，用太白粉水勾芡，加鹽
　　　調味即成。

（養腎功效）白菜含有豐富的膳食纖維，不但能發揮
潤腸、促進排毒的作用，還可刺激腸胃蠕動；栗子
有養胃健脾、補腎強筋的功效。栗子扒白菜可以有
效防治便祕。

紅薯白米粥

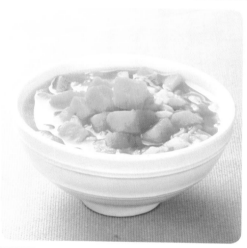

材料　紅薯 1 條，白米 50 克，紅棗 10 顆。

做法　❶ 紅薯去皮，洗淨，切成小丁；紅
　　　棗、白米均洗淨。❷ 將紅薯丁、紅
　　　棗、白米放入鍋中，加適量清水，
　　　大火煮沸，轉小火熬煮成粥即可。

（養腎功效）紅薯含有豐富的膳食纖維，能刺激腸
道，增強蠕動，通便排毒，白米補中益氣。紅薯白
米粥有補益腎氣的作用，對腎氣虧損造成的便祕有
緩解作用。

香蕉煎餅

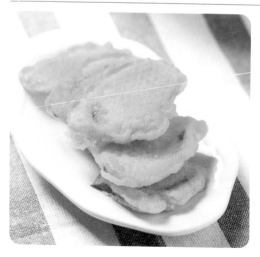

材料　麵粉 50 克，香蕉 250 克，發酵粉、
　　　白糖各適量。

做法　❶ 香蕉剝去皮後，放到碗中搗成
　　　泥。❷ 麵粉、發酵粉、白糖、香蕉
　　　泥加水攪拌均勻，攪成麵糊放置 15
　　　分鐘。❸ 平底鍋抹適量的油燒熱，
　　　攤入麵糊，煎至兩面熟透即可。

（養腎功效）香蕉膳食纖維含量豐富，熟透的香蕉有
潤腸通便的作用；麵粉養心益腎、健脾厚腸。香蕉
煎餅適合腎陰虛的便祕患者食用。

尿頻

　　尿頻是一種以小便次數增多，有急迫感而無疼痛為表現的病症。中醫認為，「腎主水，司開合」，尿液的生成、排泄都是由腎臟主導的。如果腎陽不足、腎精虧損，體內水液不能被蒸騰汽化，只能長時間滯留，就會導致尿頻。

飲食原則

😊 多吃補腎填精、溫腎助陽、調補氣血的食物，多吃富含植物有機活性鹼的食物。

☹ 少食易於惹濕或者消食下氣的食物，更應慎食生冷寒涼滑利的果蔬。

食物選擇

😊 羊肉、核桃、黑豆、桑葚、葡萄、海帶、柑橘、柿子、紅蘿蔔等。

☹ 白蘿蔔、冬瓜、白菜、生菜、山竹、西瓜等。

西瓜含有 93% 的水分，所含熱量較低，是消夏解渴的佳品，但尿頻患者不宜食用。

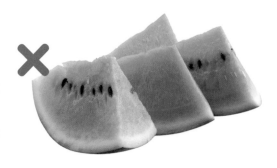

簡易療法

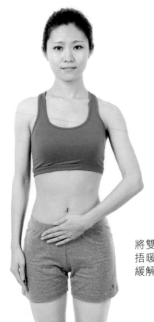

將雙手搓熱，常捂暖丹田，也有緩解尿頻功效。

❶ 常用熱水袋熱敷下丹田（臍下三寸）部位，以達到溫腎壯陽、培本固原之功效。

❷ 常做會陰肌肉收縮運動：收縮臀部，如搬物上樓般上抬腰部，心內默數 5 下，保持兩三秒後，邊呼氣邊分 5 層放下腰部。

❸ 每日睡前來一次熱水坐浴，是溫腎助陽、緩解尿頻症狀的好方法。

養腎靠食療

附片薑絲羊肉湯

材料　熟附片 30 克，羊肉 400 克，薑絲、
　　　蔥段、蒜瓣、鹽各適量。

做法　❶ 熟附片放入鍋中，加水煎煮取汁；
　　　羊肉洗淨，切片。❷ 將羊肉、薑絲、
　　　蔥段、蒜瓣放入鍋中，加入煎煮汁
　　　液和適量清水，燉煮至熟，加鹽調
　　　味即可。

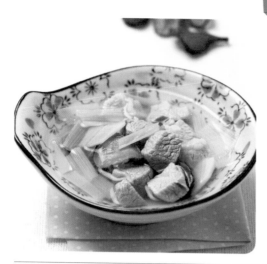

養腎功效 羊肉補腎壯陽，薑絲除濕散寒，附片溫
補脾腎、散寒止痛。附片薑絲羊肉湯具有溫腎散寒
的功效，適用於命門火衰引起的陽痿伴有夜尿頻多、
畏寒肢冷等症。

豇豆白米粥

材料　豇豆仁 60 克，白米 50 克，鹽適量。

做法　❶ 豇豆仁洗淨，放入鍋中，煮半小
　　　時。❷ 白米洗淨，放入煮豇豆仁的
　　　鍋中，煮至豆熟粥爛，加鹽調味。

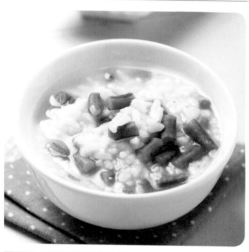

養腎功效 豇豆健胃補腎，白米補中益氣。豇豆白
米粥具有理中益氣、補腎健脾、和五臟的功效，可
用於腎虛所致的尿頻。

桑葚糯米酒

材料　桑葚 500 克，糯米 400 克，酒麴適量。

做法　❶ 桑葚洗淨，晾乾，絞汁。❷ 糯
　　　米洗淨，用電鍋蒸熟，加入桑葚汁
　　　拌勻。❸ 糯米飯再加酒麴拌勻，放
　　　入密閉的瓷器中，保溫發酵 7 天，
　　　取酒服用。每次 4 匙，開水沖服。

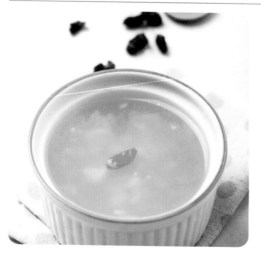

養腎功效 桑葚補腎養血，糯米補中益氣。桑葚糯
米酒有補腎填精、溫腎助陽、調補氣血的作用，主
治腰酸尿頻、帶下、耳鳴、失眠等症。

更年期症候群

更年期女性由於雌激素水平下降，垂體功能亢進，分泌過多的促性腺激素，引起自主神經功能紊亂，從而併發一系列不同系統的病變症狀，這些症狀統稱為「更年期症候群」。中醫認為，更年期症候群主要是因為絕經前後腎氣漸衰，衝任二脈虛弱，天癸漸竭引起的。

飲食原則

🙂 多吃補肝養腎、養血滋陰的食物。

😟 忌吃油炸、油膩之物，忌吃溫熱發物。

食物選擇

🙂 枸杞子、桑葚、甲魚、鴨肉、淡菜、牡蠣肉等。

🙂 若出現肝腎陰虛、內熱偏旺的綜合症候，宜服食黑芝麻、何首烏、海參、龜肉、豬腰、豬心、西洋參、沙參、當歸、蓮藕，以及各種河魚、新鮮蔬菜水果等。

🙂 兼有肝熱偏重者，宜吃絲瓜、綠豆、荷葉、百合、番茄、菠菜、紅蘿蔔、菊花、決明子等。

😟 油條、奶油、黃油、巧克力、菸酒、公雞、羊肉、鵝肉等。

每天食用枸杞子
10～20 克為宜。

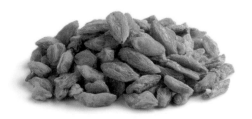

簡易療法

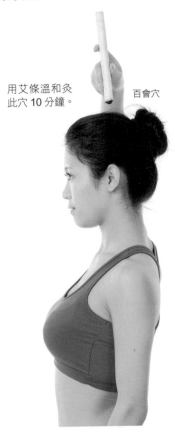

用艾條溫和灸
此穴 10 分鐘。　　　百會穴

❶ 用艾條溫和灸頭頂百會穴 10 分鐘。頭頂皮膚薄，所以灸的時間不宜過長。

❷ 食指點按腿部足三里穴（P205）10 分鐘，每日 2 次。

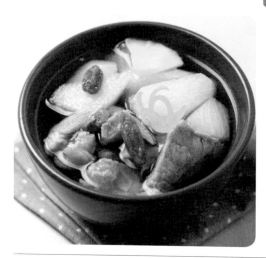

養腎靠食療

枸杞山藥燉豬肉

材料　枸杞子 15 克，山藥 12 克，豬瘦肉 250 克，薑片、蔥段、鹽各適量。

做法　❶ 豬瘦肉洗淨，切塊。❷ 枸杞子、山藥裝入紗布袋紮緊。❸ 把豬瘦肉、紗布袋、薑片、蔥段放入砂鍋，加清水，大火煮沸轉小火慢燉至肉熟後去藥包，加鹽調味即可。

養腎功效 枸杞子滋補肝腎，山藥健脾益腎，豬瘦肉補中益氣。枸杞山藥燉豬肉具有滋補肝腎、補益精血的功效，適用於腎陰虛導致的更年期症候群。

甘草大麥白米粥

材料　甘草 15 克，大麥 50 克，白米 80 克，紅棗 10 顆。

做法　❶ 甘草煎煮取汁。❷ 將大麥、白米、紅棗放入鍋中，加入甘草汁液和適量清水，熬煮成粥即可。

養腎功效 甘草以其味甘定名，為平補之品，熟用則補中益氣，生用則清熱解毒、袪痰止咳、緩急止痛。此粥適合更年期之情緒不穩、失眠盜汗者食用。

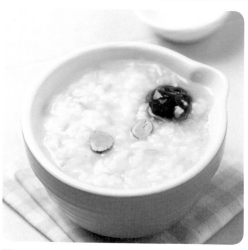

枸杞百合蛋黃羹

材料　枸杞子 30 克，鮮百合 80 克，雞蛋 2 顆，冰糖適量。

做法　❶ 百合撕瓣，洗淨；雞蛋取蛋黃，打散。❷ 將枸杞子、百合加水小火煎煮 30 分鐘後，倒入蛋黃液攪散，加冰糖調味即可。

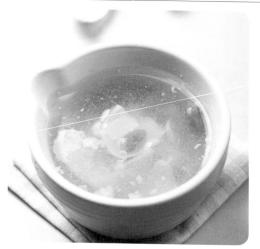

養腎功效 枸杞子滋補肝腎，百合滋陰潤肺，雞蛋補中益氣。枸杞百合蛋黃羹適用於更年期症候群之腎陰虛證。

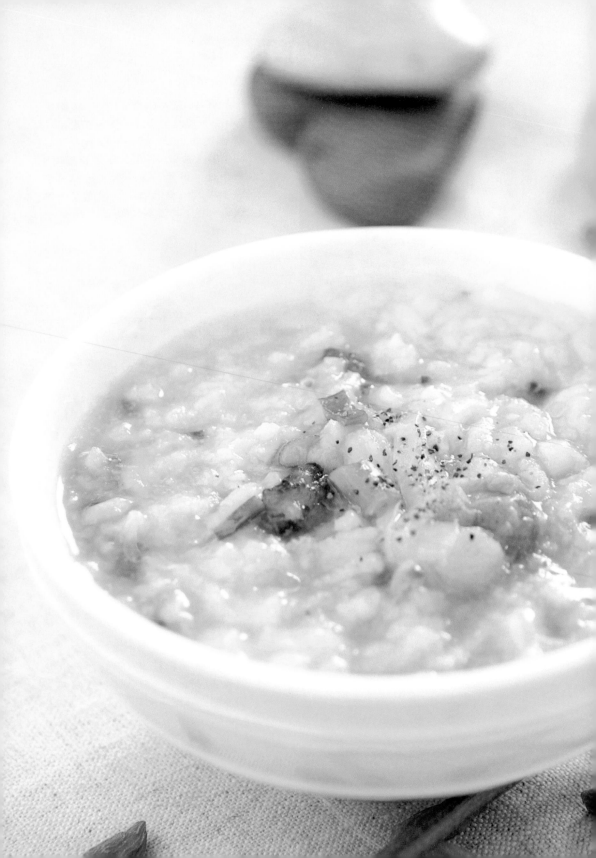

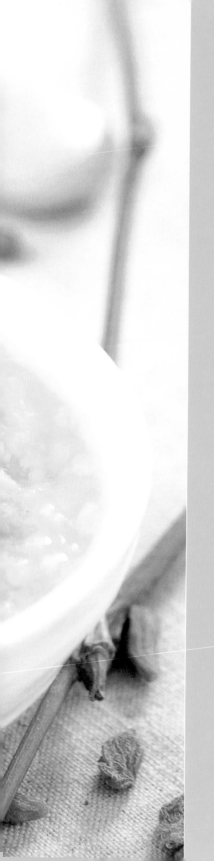

第五章

最養腎的粥湯茶

該怎麼吃？又該吃些什麼美味佳餚？才能達到養腎的食療、食補效果呢？首先，中醫認為「粥最養人」，不僅柔軟糯香、生津補水，熬煮之後的營養也更容易被人體吸收，而「喝湯」在中醫裡更是一門講究的學問，就跟「喝茶」一樣，歷史悠久又具備文化底蘊。

補腎粥

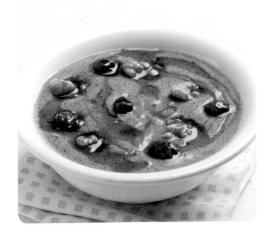

核桃紅棗芡實粥

材料 核桃仁 15 克，芡實粉 30 克，紅棗 6 顆，白糖適量。

做法 將芡實粉用涼開水打糊，慢慢倒入沸水，不斷攪拌，再加入核桃仁、紅棗，煮熟成糊，加白糖調味即成。

吃法 早晚分食。

養腎功效 補養肝腎，健腦明目。常食可促進大腦發育，改善記憶力，防治中老年人大腦老化，對腦疲勞者尤為適宜。

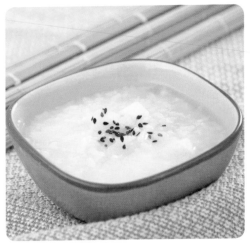

黑芝麻甜粥

材料 黑芝麻 10 克，粳米、蜂蜜各適量。

做法 將黑芝麻炒出香味，研粉；再將粳米煮成粥，將熟時加入芝麻粉、蜂蜜即成。

吃法 早晚食用。

養腎功效 潤膚護髮，延緩衰老，補腎潤腸。皮膚乾燥、無彈性、頭髮早白、脫髮、面容憔悴等人宜食，對兼有頭昏目花、健忘、便秘者尤為適宜。

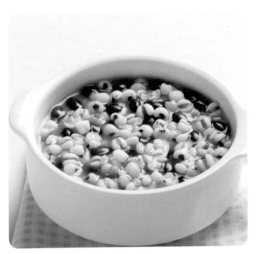

黑豆薏仁粥

材料 黑豆 100 克，薏仁 60 克。

做法 將黑豆、薏仁分別淘洗乾淨，一併放入鍋內，加清水適量，先以大火煮沸，再改用小火煮 1 小時左右，黑豆至熟爛即可。

吃法 早晚食用。

養腎功效 補腎強筋，利水減肥。尤其適合單純性肥胖症、腰腿痛、慢性關節炎、水腫、高血壓患者食用。

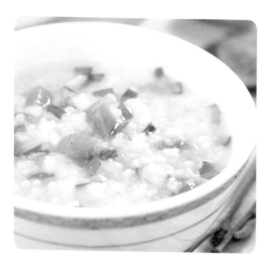

鮮蝦韭菜粥

材料　鮮蝦 4 隻，嫩韭菜 50 克，糯米、鹽、胡椒粉各適量。

做法　將洗淨的鮮蝦、糯米入砂鍋內，加適量水煮粥，待粥熟時加入洗淨並切好的韭菜段，加鹽、胡椒粉調味即可。

吃法　早晚食用。

養腎功效　補腎壯陽，填精益髓。適用於慢性前列腺炎、疲勞症候群、勃起功能障礙、早洩、產後乳汁缺乏等。

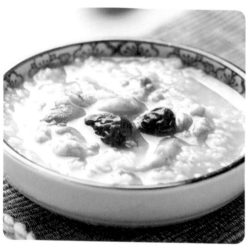

栗子豬肉粥

材料　栗子 8 顆，豬肉 50 克，粳米 100 克，紅棗、鹽各適量。

做法　將豬肉洗淨，切碎，栗子去殼切塊，與粳米一起下鍋，加適量清水和紅棗，煮熟成粥，加少許鹽調味即可。

吃法　每日 1 劑，空腹食用。

養腎功效　補中益氣，溫腎助陽。脾腎陽虛、胸腹脹滿、水腫尿少、腰膝無力、畏寒肢冷者宜食。

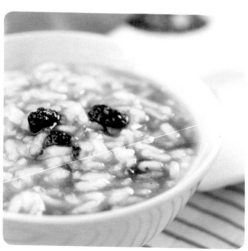

桑葚芝麻粥

材料　桑葚、黑芝麻、粳米各 50 克，白糖適量。

做法　將桑葚、黑芝麻淘洗乾淨後搗碎，與淘洗淨的粳米一同放入砂鍋內，加水 1,000 毫升，用大火煮沸後轉用小火熬煮成稀粥，加入白糖調味即成。

吃法　早晚分食。

養腎功效　滋補肝腎，烏髮明目，健腦益智。常食可補充大腦營養，促進腦疲勞及視疲勞的恢復，增強記憶力。

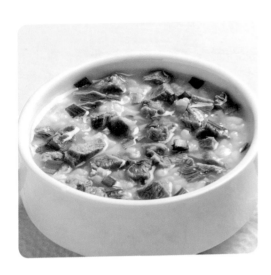

鹿肉粥

材料　鹿肉 50 克，粳米、蔥花、鹽各適量。

做法　將鹿肉洗淨切成片，與淘洗乾淨的粳米一同入鍋內，加入適量清水，用大火煮沸後改用小火熬煮成稀粥，加入適量鹽和蔥花調味即成。

吃法　早晚食用。

養腎功效 補腎填精，強筋壯骨。尤其適合有遺精、勃起功能障礙、腎虛腰痛等病症者食用。對氣血不足、產後缺乳等症也有較好的改善效果。

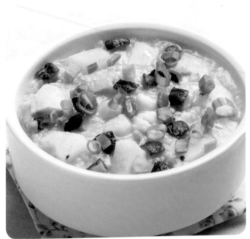

干貝粥

材料　干貝 25 克，雞肉、荸薺、水發香菇各 50 克，料酒、鹽、蔥花、胡椒粉、粳米各適量。

做法　將雞肉洗淨切塊；干貝放碗中，加料酒、雞肉，上籠蒸至熟爛取出；再將水發香菇切成小丁，荸薺去皮，切成小丁；將粳米淘洗乾淨與其他材料一起入鍋煮熟，加胡椒粉拌勻，撒上蔥花即成。

吃法　早晚分食。

養腎功效 增強記憶力，對兼有血脂異常、頭髮早白及早落、大便乾結者尤為適宜。

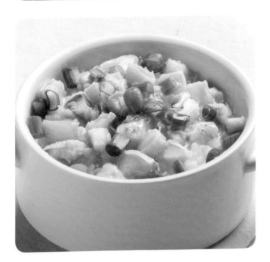

黑魚粥

材料　黑魚肉 50 克，粳米 100 克，蔥花、黃酒、鹽各適量。

做法　將粳米淘洗乾淨，黑魚肉切丁，用黃酒、鹽醃製 10 分鐘。將粳米煮至九成熟，再放入黑魚肉煮三四分鐘，起鍋撒上蔥花即成。

吃法　佐餐食用。

養腎功效 健脾利水。對腎炎水腫、腳氣、月經不調、崩漏帶下、腰酸腿軟、痔瘡、癬疥、耳痛等症有食療功效。

枸杞葉羊腎粥

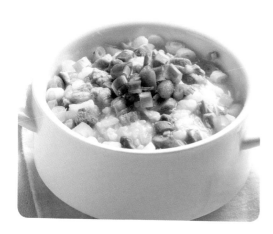

材料 　鮮枸杞葉 250 克，羊肉 100 克，羊
　　　腎 1 個，蔥白、鹽、粳米各適量。

做法 　將羊腎去筋膜、臊腺，洗淨，切碎；
　　　羊肉洗淨，切碎；鮮枸杞葉洗淨，
　　　煎藥汁去渣，再與洗乾淨的粳米、
　　　羊腎、羊肉、蔥白一同入鍋內，加
　　　適量水，用大火煮沸後改用小火熬
　　　煮成稀粥，加鹽調味即成。

吃法 　每日 2 劑，溫熱食用。

養腎功效 溫補肝腎，明目潤膚。對視力下降、雙
目無神、下肢無力等症有食療功效。

枸杞山藥蜜粥

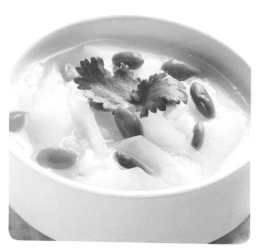

材料 　枸杞子 10 克，懷山藥 15 克，白米、
　　　蜂蜜各適量。

做法 　將枸杞子洗淨；懷山藥洗淨，切薄
　　　片；白米洗淨後放入鍋內，加入懷
　　　山藥、枸杞子，加水 500 毫升。然
　　　後把鍋置大火上煮沸，再小火煮
　　　35～40 分鐘，放涼後調入蜂蜜即成。

吃法 　早晚食用。

養腎功效 滋補肝腎，烏鬚黑髮。常食對肝腎虧虛
引起的眩暈耳鳴、耳鳴健忘、頭髮早白等症有食療
功效。

首烏紅棗粥

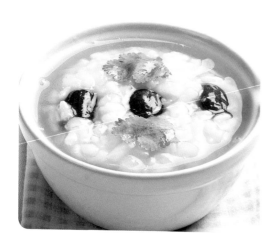

材料 　製首烏粉 25 克，紅棗 5 顆，冰糖 15
　　　克，粳米 50 克。

做法 　將淘洗乾淨的粳米、紅棗一同入砂
　　　鍋，加水適量，用大火燒開後轉用
　　　小火熬粥，待粥半熟時加入製首烏
　　　粉，邊煮邊攪勻，至粥黏稠時加入
　　　冰糖調味。

吃法 　日服 1 劑。

養腎功效 補氣養血，滋補肝腎。對氣血虧虛所致
的倦怠乏力、頭暈目眩、失眠健忘、面色少華等症
有食療功效。

養腎湯

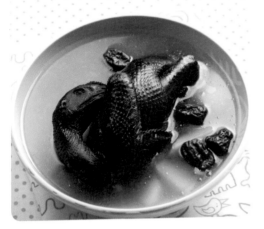

山藥烏骨雞湯

材料　烏骨雞 1 隻，山藥 250 克，紅棗 8
　　　顆，薑片、鹽各適量。
做法　將食材洗淨，山藥去皮，切片。再
　　　將所有材料放入鍋中，加入清水，
　　　大火煮沸，撇去浮沫，再改用小火
　　　慢燉 2 小時即可。
吃法　早晚分食。

養腎功效 強筋健骨，補血補虛。特別對小兒生長
發育遲緩、婦女的氣虛、血虛、脾虛、腎虛以及更
年期症候群等治療效果顯著。

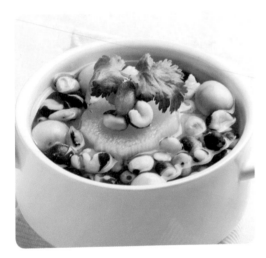

山藥扁豆蓮子湯

材料　山藥 250 克，白扁豆、蓮子各 15 克，
　　　芡實 30 克，冰糖屑 20 克。
做法　白扁豆、芡實、蓮子淘洗淨，放入
　　　鍋中，加水，大火煮沸。山藥去皮
　　　切片，熬煮 30 分鐘。加入冰糖屑稍
　　　煮即可。
吃法　日服 1 劑。

養腎功效 健脾補腎，祛濕消腫。主治脾腎陽虛型
腎病症候群，症有兩足水腫、腰部酸痛、蛋白尿、
面色蒼白、四肢不溫、精神不振、食慾不佳等。

山藥枸杞湯

材料　豬瘦肉 50 克，懷山藥、枸杞子各 10
　　　克，鹽適量。
做法　將豬瘦肉、懷山藥洗淨切成塊，與
　　　枸杞子一起入鍋內，加水煮沸，熟
　　　爛即成。可依個人口味加鹽調味。
吃法　當湯佐餐，隨意食用。

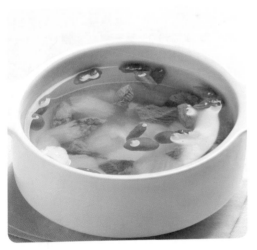

養腎功效 養陰健腦，益智養血。常食可抗病延年，
防治大腦老化，增強記憶力，對兼有貧血、虛勞咳
嗽和虛煩失眠者尤為適宜。

枸杞豆腐湯

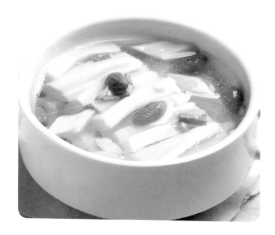

材料　枸杞子 15 克，豆腐 100 克，香油、
　　　蔥花、鹽各適量。

做法　將枸杞子洗淨，豆腐切成長方細條。
　　　鍋內倒入清水，燒沸後下入豆腐條、
　　　枸杞子煮 10 分鐘，放入適量蔥花、
　　　鹽，滴入香油，燒沸即成。

吃法　佐餐食用。

養腎功效 滋腎養肝。主治頭暈目眩、腰膝酸痛、
耳鳴健忘、骨痛、五心煩熱等症。

枸杞雛鴿湯

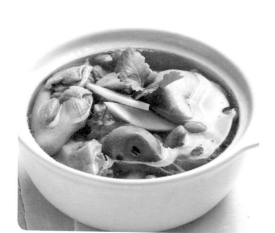

材料　雛鴿 1 隻，枸杞子 30 克，鮮湯、黃
　　　酒、薑、小蔥、鹽各適量。

做法　將雛鴿宰殺洗淨，然後入開水中燙
　　　透撈出，洗去血沫備用。鍋內加適
　　　量鮮湯，放入枸杞子、雛鴿、薑、
　　　小蔥、黃酒煮沸，熟後加鹽調味即可。

吃法　佐餐食用。

養腎功效 滋陰血，補肝腎。對肝腎陰虛所致性功
能障礙、腰膝酸軟、頭暈眼花、視物模糊等症有很
好輔助食療效果。

蓮子烏骨雞湯

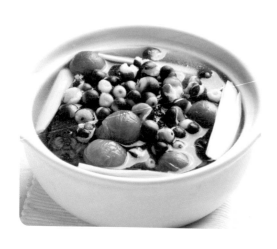

材料　烏骨雞 1 隻，蓮子、芡實各 50 克，
　　　鹽適量。

做法　將蓮子、芡實放入溫水中浸泡 30 分
　　　鐘。洗淨烏骨雞，放入沸水鍋中焯
　　　透，撈出洗淨，將蓮子、芡實與烏
　　　骨雞放入砂鍋，中火煮 1 小時，加
　　　鹽調味即可。

吃法　當湯佐餐，當日吃完。

養腎功效 補脾益腎。適合脾腎兩虛型慢性前列腺
炎症患者食療。

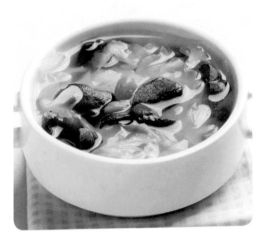

銀耳海參湯

材料　銀耳 10 克，水發海參 200 克，鮮湯、
　　　料酒、鹽各適量。

做法　銀耳泡發，海參切片，一起焯透；
　　　砂鍋放鮮湯、鹽、料酒，煮沸後加
　　　銀耳、海參片煨 5 分鐘，裝碗即食。

吃法　當湯佐餐，隨量食用。

養腎功效 補益肝腎，促進性慾。常服可治肝腎陰
虛引起的性慾冷淡。

芥菜干貝湯

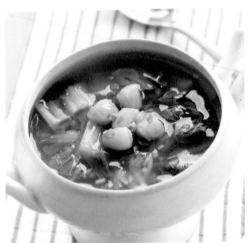

材料　芥菜 250 克，干貝 20 克，雞湯、香
　　　油、鹽各適量。

做法　芥菜洗淨，切段；干貝用溫水浸泡
　　　12 小時，加水煮軟；鍋中加雞湯、
　　　芥菜段、干貝，煮熟後加香油、鹽調
　　　味即可。

吃法　當湯佐餐，隨意食用。

養腎功效 抗骨質疏鬆，補腎強筋。對腎陰不足型
骨質疏鬆症患者尤為適宜。

松子芝麻杞菊湯

材料　松子仁、黑芝麻、枸杞子、菊花各
　　　10 克。

做法　將松子仁、黑芝麻、枸杞子、菊花
　　　共入鍋中，加水適量，煎汁即成。

吃法　每日 1 劑，連服 7 ～ 10 日為 1 個
　　　療程。

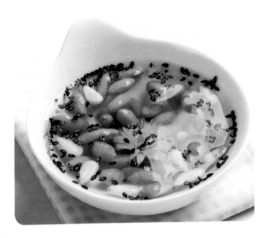

養腎功效 滋腎潤肺，益氣填髓。對肝腎精血不足
所引起的鬚髮早白、脫髮、四肢乏力、頭暈目眩等
症有食療功效。

白芍藥湯

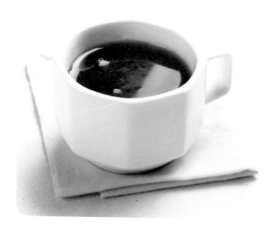

材料　白芍藥 20 克，澤瀉 10 克，炙甘草 5
　　　克，肉桂 3 克。

做法　將白芍藥、澤瀉、炙甘草、肉桂一
　　　同放入砂鍋中，加水 500 毫升，大
　　　火煮沸後改小火，取汁 200 毫升，
　　　二煎加水 300 毫升，取汁 200 毫升，
　　　二汁混合。

吃法　每日 1 劑。

養腎功效 柔肝止痛、溫陽利水。可以緩解各種胸
腹及四肢疼痛。婦女行經腹痛者宜食。

乾薑豬腰湯

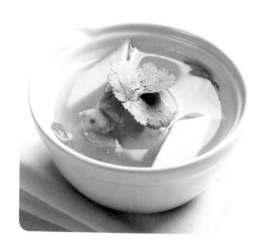

材料　乾薑 30 克，豬腰 2 個，鹽適量。

做法　將豬腰洗淨，去臊筋，細切，乾薑
　　　為末，同入砂鍋中，加水煮熟，加
　　　適量鹽調味。可用少許香菜葉點綴。

吃法　每日 1 次。

養腎功效 溫補肺腎，止咳平喘。主治因肺腎虛寒
引起的喉間哮鳴、痰夜清稀、氣喘咳嗽、畏寒怕冷、
四肢不溫、大便溏瀉等症。

牡蠣知母蓮子湯

材料　牡蠣肉 100 克，生牡蠣 20 克，知母
　　　6 克，蓮子 30 克。

做法　將生牡蠣、知母共入砂鍋中，加水
　　　熬煮，去渣取汁。將藥汁、蓮子、
　　　牡蠣肉共入小鍋中，慢燉 1 小時，
　　　至蓮子、牡蠣肉軟爛即可。

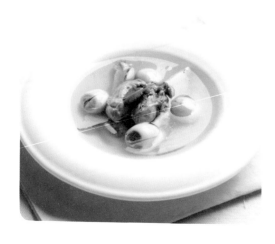

吃法　每日 1 劑。

養腎功效 滋陰瀉火，健脾安神，固精。適用於陰
虛火旺型失眠症患者，有伴夢遺滑精者更宜食用。

養腎養顏茶飲

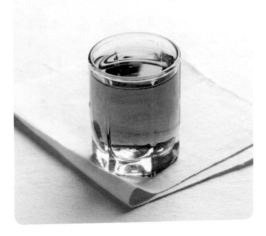

黑芝麻茶

材料　黑芝麻 15 克。

做法　將黑芝麻洗淨，放入砂鍋中，加水
　　　煎湯，去渣取汁即成。

吃法　代茶頻頻飲用。

養腎功效　補腦益智，烏鬚黑髮，潤腸通便。常飲
可補益肝腎，補充大腦營養，增強記憶力，對抗大
腦老化，減少脂褐質生成。對兼有動脈粥樣硬化、
大便乾結者尤為適宜。

黑芝麻桑葉蜜飲

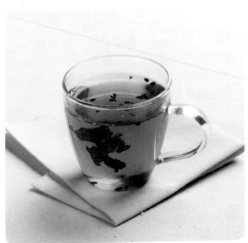

材料　桑葉、黑芝麻各等分，蜂蜜適量。

做法　將桑葉、黑芝麻研成末，每次取 9
　　　克藥末泡茶，調入蜂蜜即成。

吃法　每日 2 次分服。

養腎功效　滋補肝腎，烏鬚黑髮。常飲對肝腎虧虛
引起的耳鳴、眩暈健忘、頭髮早白等症有改善作用。

芝麻綠茶飲

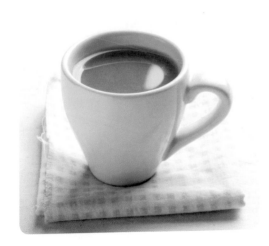

材料　芝麻糊 30 克，綠茶 10 克。

做法　將綠茶裝入棉紙袋中封口掛線，備
　　　用；再把芝麻糊裝入杯中，待用。
　　　用沸水沖泡綠茶，再倒入芝麻糊中，
　　　加蓋燜 10 分鐘即成。

吃法　代茶飲用。

養腎功效　補益肝腎，健腦益智，烏髮潤腸。常飲
可增強腦細胞活力，防治記憶力減退，對失眠健忘
和考前緊張有良好的調節作用。

黑豆首烏汁

材料 黑豆 50 克，製首烏 20 克，蜂蜜適量。

做法 將黑豆、製首烏一起放入砂鍋內，加水適量，燉成稠汁，去渣，再加入蜂蜜調勻即成。

吃法 每日分 2 次溫服。

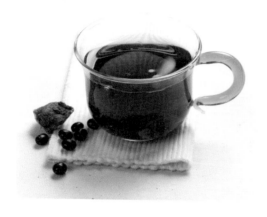

養腎功效 滋補肝腎，烏鬚黑髮。適用於頭髮乾枯無光澤及早白早落、面黃憔悴等病症。對兼有早衰、腰膝酸軟無力、耳鳴健忘者尤為適宜。

黑豆蜂蜜汁

材料 黑豆 50 克，蜂蜜適量。

做法 將黑豆淘洗乾淨，放入水中浸泡，待黑豆吸水泡脹後放入榨汁機中，加適量水，攪打出漿汁，用紗布過濾，濾盡豆汁後，調入蜂蜜即可。

吃法 隨早餐食用。

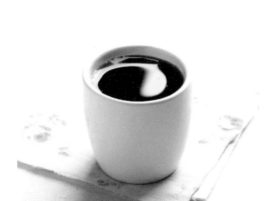

養腎功效 滋補肝腎，潤腸通便。常飲可治療肝腎虧虛引起的耳鳴、眩暈健忘、大便乾結。

葡萄酒蜂蜜飲

材料 鮮牛奶 1 瓶（250 毫升），葡萄酒 15 毫升，蜂蜜適量。

做法 將鮮牛奶放入鍋內，小火煮沸，調入葡萄酒，關火涼至溫熱時調入蜂蜜，拌勻即成。

吃法 早晚分飲。

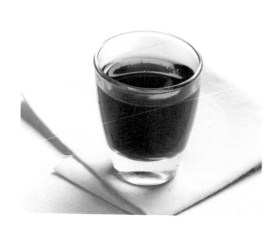

養腎功效 補腎健腦，滋陰潤膚，對抗衰老。常飲可治療眩暈耳鳴，皮膚乾燥，記憶力減退等病症。

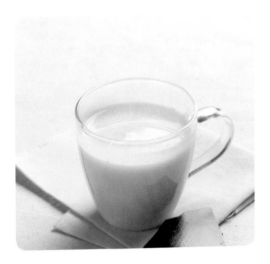

阿膠牛奶飲

材料　東阿阿膠 15 克，牛奶 250 毫升。

做法　將東阿阿膠打碎後放入鍋內，加入適量水，用小火烊化，對入煮沸的牛奶即成。

吃法　與早點同時食用。

養腎功效 滋補肝腎，益氣養血，滋陰補鈣。常飲可增強智能，提高記憶力，延緩大腦老化，防治大腦反應遲鈍。對兼有缺鐵性貧血、白細胞減少、骨質疏鬆症者尤為適宜。

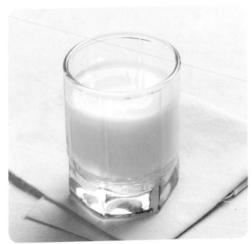

牛奶蜂蜜飲

材料　牛奶 100 毫升，蜂蜜適量。

做法　將牛奶煮沸，待涼至溫熱後調入蜂蜜即成。

吃法　代茶頻頻飲用。

養腎功效 補氣益腎，美容養顏。對肺腎雙虛、脾腎虛寒、氣促喘乏等症有良好的輔助食療效果。

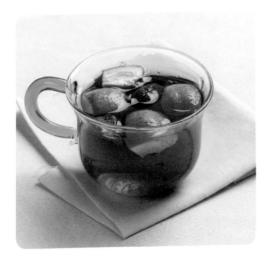

青皮山楂飲

材料　青皮 10 克，生山楂 30 克，紅糖 30 克。

做法　將青皮、生山楂，分別洗淨、切塊後同放入砂鍋，加適量水，煎 40 分鐘，用潔淨紗布過濾，取汁待用。鍋內留汁加入紅糖拌勻，繼續煨煮至沸，即成。

吃法　早晚分服。

養腎功效 行氣活血、益腎調經。常飲可緩解氣血瘀滯型月經不調等不適症狀。

枸杞紅棗茶

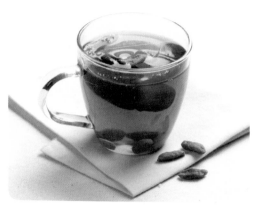

材料 枸杞子 15 粒，紅棗 50 克，紅糖 10 克。

做法 將枸杞子、紅棗洗淨後，放入瓶中，加沸水 400 毫升沖泡，加紅糖後擰緊瓶蓋，充分搖勻即成。

吃法 代茶頻頻飲用。

養腎功效 養肝明目、補腎益精、健脾益胃。最適合用來消除疲勞，還能預防動脈硬化。

枸杞橘皮茶

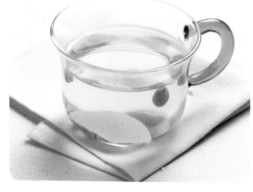

材料 枸杞子 20 粒，橘皮 5 克。

做法 將枸杞子、橘皮分別洗淨後放入杯中，用沸水沖泡，加蓋燜 10 分鐘即成。

吃法 代茶頻頻飲用。

養腎功效 補益肝腎，健腦抗衰。常飲可治療眩暈和提高記憶力，提高腦的功能活性，減少腦血管疾病的發生，延緩大腦衰老。

枸杞王漿茶

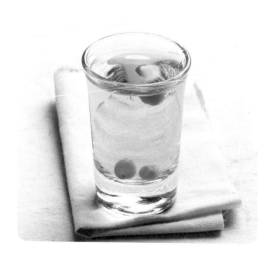

材料 枸杞子 20 粒，蜂王漿凍乾粉適量。

做法 將枸杞子洗淨後放入有蓋杯中，用沸水沖泡，加蓋燜 10 分鐘，調入蜂王漿凍乾粉即成。

吃法 代茶頻頻飲用。

養腎功效 滋補肝腎，益氣養血，增強性功能。常飲可治療性功能障礙、疲勞症候群、健忘。

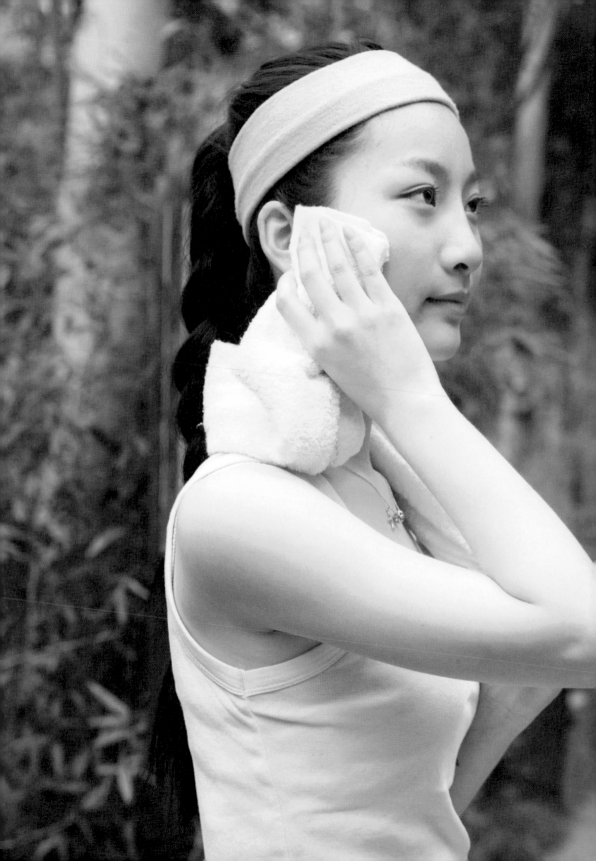

第六章

四時養腎宜忌

養生沒有休假日，四季都是養生的好時節。春季宜養肝，但木主肝，水主腎，所以肝腎需同養；夏季是養心護腎的大好時節，宜順時維護自身的陽氣；秋天人體陽氣逐漸進入收斂階段，是補腎壯陽、斂精納氣的最佳時節；秋收而後冬藏，冬季要對主陽的腎氣進行閉藏，才能儲備面對未來的精神。

春・養肝先養腎，飲水不可少

按照四季養生的常見說法來看，春季宜養肝，但中醫學講的是五臟相輔相成：木主肝，水主腎。由於腎屬水，而水能生木，因此春季養肝的同時必須注意對腎臟的養護，多吃富含水分的食物，多飲水。

生活宜忌

- ☺ 多吃含水分較多的食物，同時保證每天2,000毫升以上的飲水量。

- ☺ 早睡早起，並經常到室外散步，進行適當的活動和鍛鍊，呼吸新鮮空氣。

- ☺ 隨氣溫變化而增減衣物，以免受風寒、潮濕的侵擾，但也不要過暖多汗。

- ☺ 保持環境衛生，注意室內通風，保持室內環境清潔，定期進行室內消毒。

- ☹ 雖說「春睏秋乏」，但也不要一有睏意就睡覺，或因畏懼春寒而不願出門活動。

- ☹ 不宜到人多的地方頻繁活動，易感染病毒或導致交叉感染。

食物宜忌

- ☺ 牛奶、豆製品、動物肝臟、瘦肉、紅蘿蔔、橘子、番茄、魔芋、馬鈴薯、南瓜、蘋果等。

- ☹ 鵪鶉、炒花生、炒瓜子、海魚、蝦仁、螃蟹、辣椒、花椒、胡椒等。

按摩耳輪，健腦又養腎

雙手握空拳，拇指和食指順著耳輪來回進行適度摩擦，至耳輪充血發熱即可。

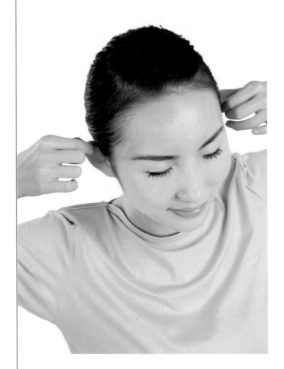

養腎功效 經常規律性地按摩耳輪，能健腦聰耳、強腎健體，還可防治陽痿、腰腿疼、頸椎病、頭痛等不適之症。

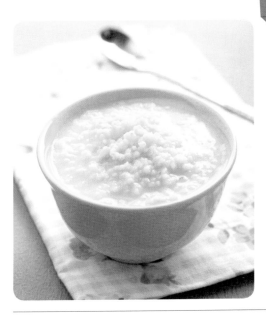

小米粥

材料 小米 80 克。

做法 ❶ 小米淘洗乾淨，用溫水浸泡 20 分鐘。❷ 鍋中加入適量清水，大火燒開，倒入浸泡好的小米，煮開後改小火煮至米爛粥稠即可。

養腎功效 小米具有開腸胃、補腎虛的功效，非常適合春季養腎補水，是不錯的早餐選擇。

蔥爆牛肉

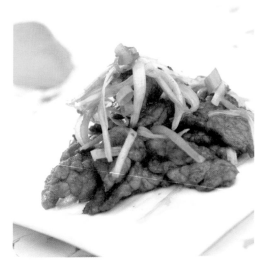

材料 瘦牛肉 250 克，蔥白 50 克，熟芝麻、大蒜、薑末、生抽、料酒、鹽、香油、太白粉各適量。

做法 ❶ 牛肉洗淨切片，加太白粉、生抽、料酒、鹽醃製 30 分鐘；蔥白切段。❷ 鍋中倒油燒熱，放入蔥白、大蒜、薑末爆炒，倒入牛肉，炒至變色。❸ 放鹽、料酒、生抽、熟芝麻，翻炒幾下，淋上香油即可。可用少許蔥花點綴。

養腎功效 這道菜有補虛養腎、健脾開胃的功效，還是女性春季減肥瘦身的佳品。

最養腎的一日三餐

早餐　豆漿＋小米粥＋肉龍＋小菜

午餐　米飯＋蔥爆牛肉＋油淋青菜＋番茄蛋花湯

晚餐　花捲＋蔥白燉豆腐＋涼拌馬蘭頭

夏·多喝粥，腎不虛

夏季又稱「苦夏」，與之相伴的是炎炎烈日和彷彿總也熬不到頭的暑熱，人們在思考如何避暑的時候，卻往往忽視了夏季也是養生的重要時節。此時萬物生長，陽氣充沛，是養心護腎的大好時節，宜順時維護自身的陽氣，多喝粥、湯等以養腎避暑。

生活宜忌

☺ 夏季煩悶，要注意調整好心情，保持樂觀心態，心氣充足，腎氣才會更加充沛。

☺ 要積極、合理地進行有氧鍛鍊，這樣既可提高心血管功能，也有利於清除體內自由基而保護腎臟。

☺ 適當進食蒜、醋和生薑，以增進食慾、消炎殺菌，防止因腸道疾病而誘發腎臟疾病。

☺ 多食用溫、熟、軟的食物，適當吃些苦味食物，有助於消暑清熱、清心除煩、健脾補腎。

☹ 不宜因天氣炎熱而閉門不出，可選擇在傍晚、林蔭處等烈日不太強烈的時間和地點進行室外活動，提高身體免疫力，保護腎臟。

☹ 不宜貪涼，過多食用冷飲冷食，少喝酒，減少對腎臟的傷害。

食物宜忌

☺ 苦瓜、韭菜、芥菜、莧菜、蝦、豬肉、牛肉、荔枝、楊梅、桃子、綠豆、豆腐、金銀花、薏仁、生薑等。

☹ 冰淇淋、涼粥、龍蝦、雞翅、辣椒、芥末、燒烤食物等。

放鬆身體補腎氣

身體放鬆，坐在床上，雙腿同時向內彎曲，雙腳腳心相對，雙手手心向內，分別放在同側大腿的膝蓋上，深呼吸，放鬆全身。

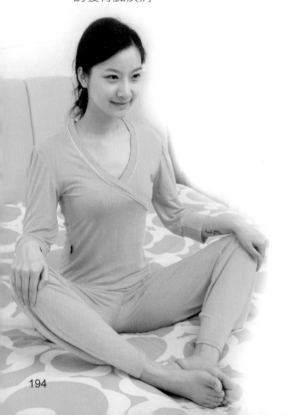

養腎功效 在炎炎夏日，能夠找個陰涼的地方安靜地坐一會兒，既能放鬆身體，補充腎氣，還能除煩去燥。

蓮子桂圓銀耳湯

材料 蓮子、桂圓肉、銀耳、冰糖、枸杞子各適量。

做法 ❶ 將蓮子、桂圓肉分別洗淨；銀耳用溫水泡開。❷ 蓮子、桂圓肉、銀耳、冰糖放入砂鍋中，加適量水，大火煮沸。❸ 改小火燉約半小時，盛出後晾涼，撒上枸杞子即成。

養腎功效 養陰健腦，補腎養血，常食可減緩貧血、虛勞失眠等症狀。

桑葚蜜粥

材料 鮮桑葚 15 顆、粳米 100 克，蜂蜜、黑芝麻粉各適量。

做法 ❶ 鮮桑葚去雜洗淨晒乾，研粉備用。❷ 粳米淘洗乾淨放入砂鍋內，加適量水熬煮成粥。❸ 調入桑葚粉，拌勻後改小火煨煮 15 分鐘，放至微涼後調入蜂蜜，撒上黑芝麻粉即可。

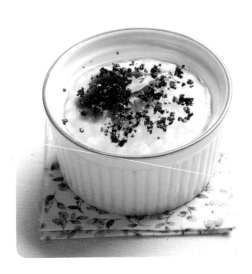

養腎功效 滋補肝腎、烏鬚黑髮，主治肝腎虧虛引起的眩暈耳鳴，鬚髮早白。

最養腎的一日三餐

早餐　桑葚蜜粥＋鮮蝦小籠包＋涼拌苦瓜

午餐　米飯＋泥鰍燉豆腐（P117）＋蒜蓉莧菜

晚餐　小米南瓜餅（P45）＋韭菜炒蛋（P63）＋蓮子桂圓銀耳湯

秋・壯陽補腎的最佳時節

「秋收冬藏」，秋天人體陽氣逐漸進入收斂階段，是補腎壯陽、斂精納氣的最佳時節。秋季養腎，除食補外，還應遵循「凍一凍」和「動一動」的原則，循序漸進地添加衣物，並適當地進行散步、太極、慢跑等體育鍛鍊。

生活宜忌

☺ 睡眠是最好的補腎良藥。此時要早睡早起，最好在日出前起床。

☺ 順應秋收冬藏的規律，對性生活有所節制，以避免房勞傷腎，達到保精養腎的目的。

☺ 多吃易消化、營養豐富且具有調理脾胃功能的食物，能夠滋補強身、固精護腎。

☺ 多吃粥，能健脾養胃，有利於營養的吸收，促進氣血運行和腎精的補養。

☹ 不宜進行劇烈的、出汗過多的運動，避免陽氣損耗過多。

☹ 不宜過早添加厚衣服和厚棉被，應循序漸進地增加身體的禦寒能力，但也要靈活機動，注意保暖。

☹ 不宜食用煎、炸、烤等辛辣香燥之物，以防加重秋燥，更忌大補，以免造成脾胃損傷。

食物宜忌

☺ 黑芝麻、黑米、燕麥、芡實、山藥、枸杞子、蓮子、栗子、核桃、蜂蜜、木耳、銀耳、雪梨、烏骨雞、雞蛋等。

☹ 羊肉、烤鴨、人參、鹿茸、肉桂、辣椒、肥肉等。

做個藥枕來補腎

將丹參 1,000 克與川芎、當歸、桑葚各 200 克一起烘乾，研末，加冰片 10 克，混合均勻，當枕心做成枕頭。

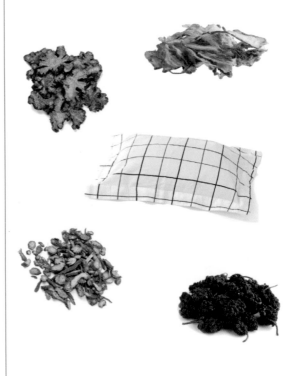

養腎功效 這個丹參枕有補腎益脾的功效，適用於脾腎精血虧損所致的陽痿、乏力、面黃及精神萎靡之症。

雙耳湯

材料　銀耳、木耳各 5 克，冰糖 30 克。

做法　❶ 將銀耳、木耳用溫水泡發，並摘除蒂柄，去除雜質，洗淨，放入碗內。❷ 將冰糖放入碗內，加水適量。❸ 將盛雙耳的碗置鍋中蒸 1 小時，待熟透即成。可用少許枸杞子點綴。

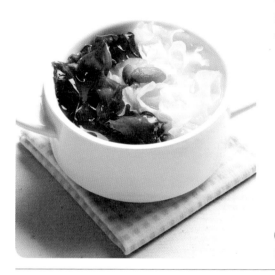

養腎功效 滋陰補腎、養陰潤肺，主要用於腎陰虛的調養。

艾實銀耳粥

材料　粳米 100 克，艾實 50 克，銀耳 5 克，白糖、葡萄乾、香菜、枸杞子各適量。

做法　❶ 銀耳浸泡 2 小時後去蒂、洗淨；粳米淘洗乾淨；葡萄乾切末。❷ 將銀耳放入高壓鍋中，加入 500 毫升水煮 30 分鐘。❸ 離火待冷後，加入艾實粉、粳米和水，再用大火煮沸後改小火煮 20 分鐘。❹ 食用時撒上香菜、枸杞子、葡萄乾末和白糖即可。

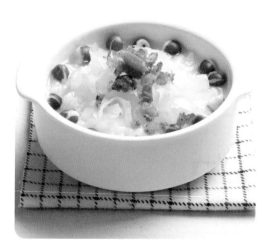

養腎功效 益肺健腦，防治大腦疲勞，增強記憶力。對腎虛引起的久咳、神經衰弱、更年期症候群患者尤為適宜。

最養腎的一日三餐

早餐　艾實銀耳粥＋煮雞蛋＋涼拌萵苣（P65）

午餐　米飯＋桂圓燉烏骨雞（P101）＋腰果綠花椰菜（P67）＋雙耳湯

晚餐　核桃仁粟米粥（P85）＋蓮藕燉豬排（P59）＋香菇油菜（P69）

冬・補腎，勢在必行

腎主藏，藏的是充足的精氣和提高免疫力、應對來年陽氣生發的物質基礎。冬季萬物凋零，人的陽氣也降到了最弱，此時就要對主陽的腎氣進行閉藏。閉藏腎氣，一方面要注意溫補腎陽、補益氣血；另一方面，更要防止寒邪之氣入侵，防止腎陽受損。

生活宜忌

☺ 防冷禦寒，避免因寒氣凝滯導致血氣不通，引發疾病復發或加重。

☺ 順應時節，以靜得養，避免出汗過多。

☺ 收斂養生，控制性生活，固精養腎，避免縱慾而損傷陰精。

☺ 以強腎為原則適當進補，多食主腎的黑色食物，如木耳、黑芝麻、烏骨雞等。

☺ 多吃性質溫熱的食物和富含蛋白質、碳水化合物、脂肪的食物，以保護人體陽氣。

☹ 千萬不要進行劇烈的體育運動，使陽氣損耗。

☹ 不宜食用冰冷食物、黏硬、生冷食品，這些食物易損傷脾胃。

食物宜忌

☺ 黑芝麻、黑米、黑豆、羊肉、羊肝、豬血、烏骨雞、甲魚、鱔魚、蝦、木耳、紅棗、百合、紅蘿蔔、人參、枸杞子等。

☹ 鴨肉、螃蟹、綠豆、西瓜、苦瓜、生蘿蔔、生黃瓜、冷飲、冷粥等。

冬季補腎常按陰陵泉

拇指按揉左右腿陰陵泉穴各 100 ～ 160 下，每日早晚各一次。拇指沿小腿內側骨內緣向上推，抵膝關節下，脛骨向內上彎曲凹陷處即是陰陵泉穴。

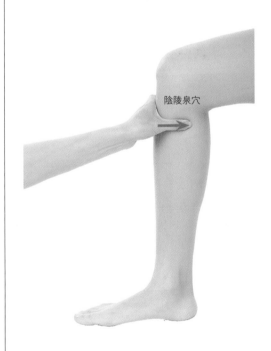

陰陵泉穴

養腎功效 按揉陰陵泉穴有祛濕溫腎、通利小便的功效，所以在寒冷的冬天，刺激陰陵泉穴可有效祛除寒氣對腎臟的傷害。

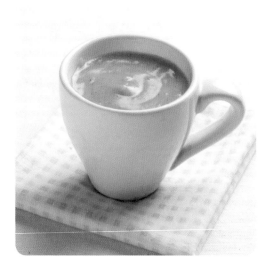

黑豆蓮藕雞湯

材料　黑豆 150 克，蓮藕 1 節，老母雞 1
　　　隻，紅棗 4 顆，蔥段、薑片、料酒、
　　　白糖、鹽各適量。

做法　❶ 將黑豆炒至豆衣裂開，洗淨。❷
　　　老母雞洗淨備用。❸ 蓮藕洗淨切塊，
　　　紅棗洗淨去核。❹ 湯鍋加清水煮沸，
　　　下入黑豆、蓮藕、老母雞、紅棗、
　　　蔥段、薑片、料酒、白糖，改中火
　　　繼續燉約 3 小時，加鹽，即成。

養腎功效 黑豆搭配老母雞燉湯有溫中益氣、補虛
填精等功效，常服可治療腎虛白髮、脫髮等。

栗子核桃泥

材料　栗子 10 個，核桃仁 250 克。

做法　❶ 將栗子去殼，蒸熟。❷ 與核桃仁
　　　共搗為泥，加適量溫開水調勻。

養腎功效 核桃和栗子搗成泥後更易被人體吸收，
常食可輔助治療腎虛引起的腰膝酸軟、貧血頭暈。

最養腎的一日三餐

早餐　栗子核桃泥＋黑米蓮子粥（P43）＋炒羊肝

午餐　米飯＋洋蔥炒羊肉（P93）＋醋溜白菜＋甲魚紅棗湯（P113）

晚餐　黑米紅棗飯（P43）＋韭菜炒核桃仁（P63）＋黑豆蓮藕雞湯

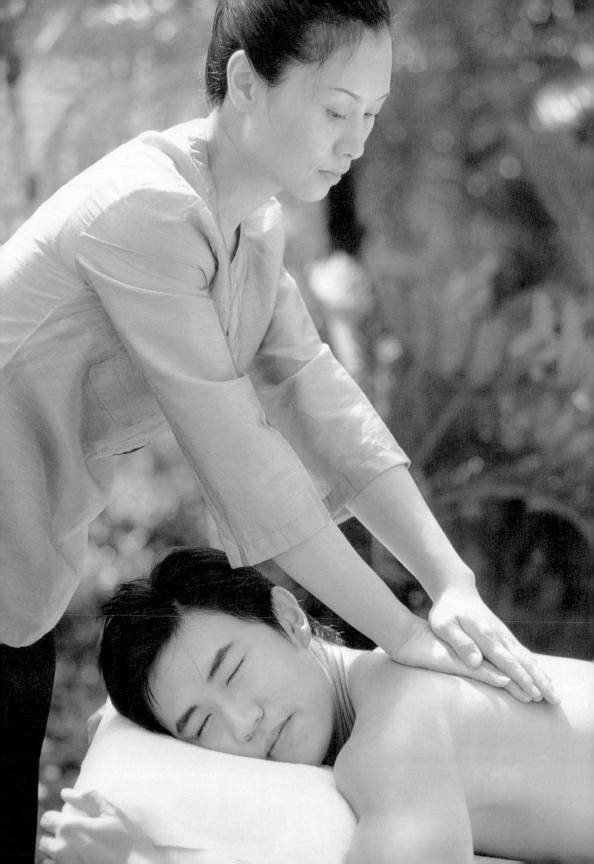

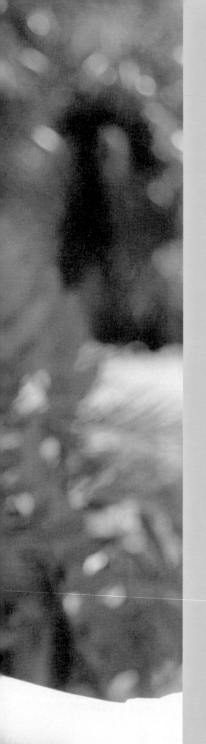

第七章

身體裡的養腎妙藥

人體遍布著穴位，就像宇宙布滿了星辰，所以人體就像個小宇宙，由穴位及經絡所組成。經絡是運行氣血、聯繫臟腑與體表及全身各部的通道，是人體各項功能的調控系統。穴位是人體臟腑經絡氣血輸注結聚於體表的部位，故刺激穴位可疏通經絡，暢通氣血，從而使身體保持健康。

找對養腎大穴，勝吃養腎大藥

湧泉穴：補腎固元「長壽穴」

【取穴】 在足底，屈足卷趾時足心最凹陷處。卷足，足底前 1/3 處可見有一凹陷處，按壓有酸痛感處即是。

【按摩】 先用熱水洗腳，揩乾後用拇指或中指螺紋面在湧泉穴上揉動，以局部酸脹為宜。

【主治】 腎虛引起的失眠健忘、頭暈眼花、煩躁不安、耳鳴耳聾以及婦科疾病、男科疾病。

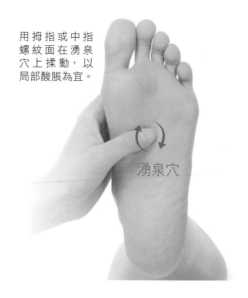

用拇指或中指螺紋面在湧泉穴上揉動，以局部酸脹為宜。

湧泉穴

養腎功效 湧泉穴是腎經的起始穴位，常按摩此穴可以補腎填精、益髓壯骨、強身健體，睡前按摩可提高睡眠質量。

太溪穴：長在身體裡的「壯陽藥」

【取穴】 位於內踝區，腳踝尖處與跟腱之間的凹陷處。自然坐姿，由腳踝尖向後推至與跟腱之間的凹陷處即是。

【按摩】 用拇指指腹由上及下刮此穴，每天早晚各 1 ～ 3 分鐘。

【主治】 早洩、遺精、耳鳴、咳嗽、慢性咽炎、膀胱炎。

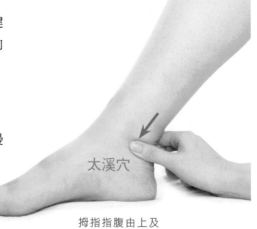

太溪穴

拇指指腹由上及下刮此穴。

養腎功效 太溪穴是人體內陽氣會聚所在，經常按摩刺激此穴能提高腎功能，緩解腎陽不足、四肢寒冷，治療腎虧導致的不孕不育、失眠煩躁等疾病。

腎俞穴：人體腎氣輸注之處

【取穴】 俯臥位，在脊柱區，第二腰椎棘突下，後正中線旁開 1.5 吋。人體背部與肚臍眼正對的位置就是第二腰椎，在第二腰椎棘突下向左或向右取 1.5 吋即是。

【艾灸】 用艾條灸此穴，每次 5 ～ 15 分鐘。

【主治】 陽痿、痛經、月經不調、慢性支氣管炎。

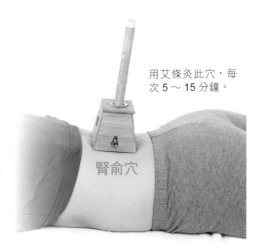

用艾條灸此穴，每次 5 ～ 15 分鐘。

腎俞穴

養腎功效 刺激腎俞穴能夠補益腎精、溫通元陽、強身壯腰、延緩衰老。艾灸腎俞穴是補腎最有效的方法，不但能治療腎疾導致的腰腿痛，還能治療與腎有關的早洩、腰肌勞損等疾病。

復溜穴：保證腎臟安康

【取穴】 位於小腿內側，內踝尖上 2 吋，腳跟腱的前端，按壓有酸脹感處即是。

【按摩】 大拇指指腹從上向下輕輕推按此穴，左右兩穴各推按 1 ～ 3 分鐘。

【主治】 腎炎、腎經衰弱、記憶力減退、手腳冰冷。

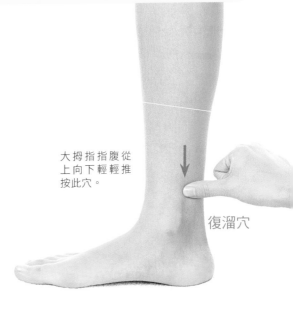

大拇指指腹從上向下輕輕推按此穴。

復溜穴

養腎功效 復溜穴能疏通人體水液代謝，按摩復溜穴能滋陰補腎、利水消腫，改善腎功能，促進機體水液代謝正常進行，緩解並改善四肢乏力、腰脊強痛、盜汗、尿失禁等症狀。

關元穴：活躍腎氣守真元

【取穴】 位於下腹部前正中線上，肚臍正中間向下 4 橫指處即是。

【按摩】 將手掌搓熱，敷在穴位上，用掌按法按揉關元穴 60 ～ 80 次，力度適中。

【主治】 陽痿早洩、月經不調、不孕不育、痛經、虛胖水腫。

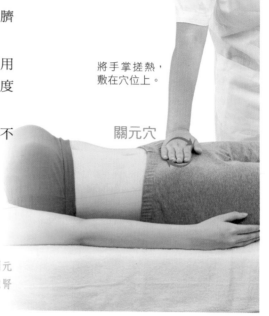

將手掌搓熱，
敷在穴位上。

關元穴

養腎功效 關元穴是關藏全身元氣所在，刺激關元穴可使腎氣充盈，補充陽氣，經常按摩此穴能強腎固本，調氣回陽，對人體健康長壽有重要意義。

命門穴：固腎氣，強腰膝的「門戶」

【取穴】 位於脊柱區，第二腰椎棘突下凹陷中，肚臍水平線與後正中線交點，按壓有凹陷處即是。

【按摩】 用艾條溫和灸 5 ～ 20 分鐘，每天 1 次。

【主治】 陽痿、遺精、腰脊強痛。

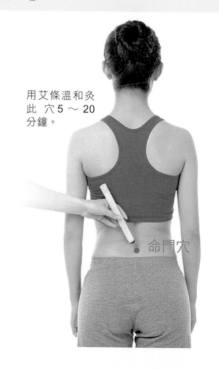

用艾條溫和灸
此 穴 5 ～ 20
分鐘。

命門穴

養腎功效 命門是人體的要穴，對應在兩腎之間，經常按摩至暖，可增強腰膝力量，改善腎氣不足、精力不振的狀況，還有緩解四肢寒冷、月經不調、陽痿早洩的功效。

足三里穴：調養脾胃養好腎

【取穴】 正常坐姿，張開手掌放在同側的膝蓋上，保持虎口圍住膝蓋髕骨的外側，其餘四指自然向下，中指指尖處即是。

【按摩】 用艾條溫和灸 5 ～ 20 分鐘，每天 1 次。

【主治】 脾腎虛虧引起的胃痛、腹瀉、十二指腸潰瘍、肥胖。

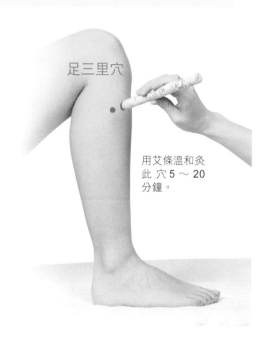

足三里穴

用艾條溫和灸此穴 5 ～ 20 分鐘。

養腎功效 足三里是歷代保健養生者力推的保健強穴，可調補脾胃，從而增強水穀的運化，促進氣血生化循環，經常艾灸此穴能促進氣血運行，發揮溫中散寒、提高免疫力的作用。

三陰交穴：通補肝、脾、腎的名穴

【取穴】 正常坐姿，併攏右手四指與腳掌垂直，放於左腳腳踝的內踝上，小指的下緣緊貼內踝尖上，食指上緣所在水平線與脛骨後緣交點處即是。

【按摩】 用拇指指尖垂直按壓此穴，每天早晚各 1 ～ 3 分鐘。

【主治】 腎氣不足引起的氣滯血瘀、月經不調、痛經、脂肪肝。

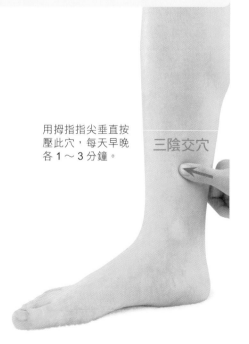

用拇指指尖垂直按壓此穴，每天早晚各 1 ～ 3 分鐘。

三陰交穴

養腎功效 三陰交穴是肝經、脾經、腎經的交匯處，肝藏血、脾生血、腎藏精，按摩或艾灸此穴可肝腎、精血同補，有補益氣血、舒經活絡、活血化瘀的功效。

氣海穴：決定人的盛衰存亡的丹田之穴

【取穴】 下腹部正中線上，肚臍正中央向下 2 橫指處即是。

【艾灸】 用艾條溫和灸此穴，每次 10 ～ 15 分鐘即可。

【主治】 月經不調、消化不良、糖尿病。

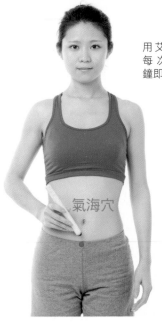

用艾條溫和灸，每次 10 ～ 15 分鐘即可。

氣海穴

養腎功效 氣海穴，又名丹田，是任脈上的補虛要穴，中國傳統養生理論認為，經常以食指指腹按摩此穴至溫熱，能使臟腑皆潤，百體皆溫，益腎固精，固本培元，改善體弱多病、元氣衰弱等症狀。

照海穴：補腎強身、清熱降火的救星

【取穴】 正常坐姿，由內踝尖垂直向下，直到下緣凹陷處，按壓有酸痛感即是。

【按摩】 可採用按、揉、點、捏等任一手法按摩此穴，每次 1 ～ 3 分鐘。

【主治】 月經不調、遺精、失眠。

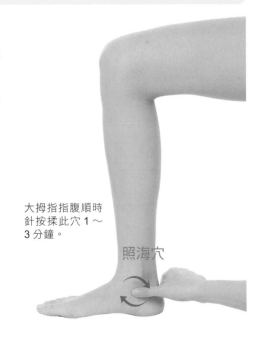

大拇指指腹順時針按揉此穴 1 ～ 3 分鐘。

照海穴

養腎功效 照海穴是足少陰腎經上的要穴，能補益又能清熱降火，具有滋腎清熱、通調三焦的功能。經常按摩此穴能補腎養肝、健脾和胃、溫經祛寒，對婦科疾病的防治有一定效果。

然谷穴：滋陰補腎好睡眠

【取穴】 自然坐姿，內踝前下方足弓弓背中部靠前端，前下方骨縫凹陷處即是。

【按摩】 大拇指指腹按壓，力度適中，左右穴各按壓 1～3 分鐘。

【主治】 陽痿遺精、月經不調、咽喉疼痛。

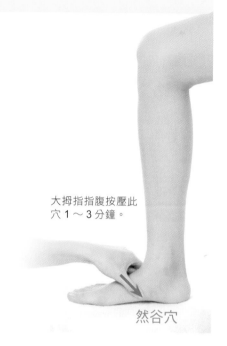

大拇指指腹按壓此穴 1～3 分鐘。

然谷穴

養腎功效 然谷穴為腎經滎穴，能清腎經虛火，通淋利尿，常以拇指指腹按摩此穴，能滋補腎陰，調理失眠、食慾不振等，在保養身體、治療疾病方面有重要作用。

俞府穴：調動腎經氣血的樞紐

【取穴】 挺胸站立，人體上胸部，正面中線左右兩側各三指寬，鎖骨正下方凹陷處即是。

【艾灸】 隔生薑以艾條溫和灸此穴，反覆灸至局部皮膚潮紅為止。

【主治】 氣血循環不暢、咳嗽、哮喘。

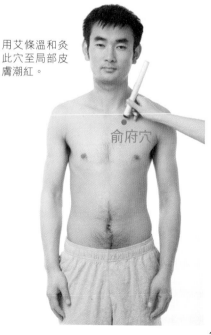

用艾條溫和灸此穴至局部皮膚潮紅。

俞府穴

養腎功效 腎經沿人體從下往上，始於湧泉穴，止於俞府穴。腎經的氣血經過俞府穴位回歸體內。經常按摩俞府穴能調動腎經氣血，益氣養肺，治療腎氣不納，維持和促進肺腎功能，延緩呼吸器官的衰老。

陰谷穴：緩解腎虛多汗症

【取穴】 微屈膝，在膕窩橫紋內側可觸及兩條筋，兩筋之間凹陷處即是。

【按摩】 雙手同時按壓陰谷穴至發痛，每天 30 次，每次 6 秒鐘。

【主治】 遺精、陽痿等因腎虛導致的男性疾患。

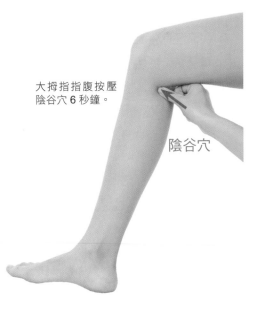

大拇指指腹按壓陰谷穴 6 秒鐘。

陰谷穴

養腎功效 陰谷穴為腎經合穴，是腎經水濕之氣匯合之處。按揉刺激陰谷穴，對緩解腎虛型多汗症有很好的療效。此外，陰谷穴還是治療生殖系統疾病的特效穴。

築賓穴：排毒養腎首選穴

【取穴】 在小腿內側，太溪穴直上 5 吋，比目魚肌與跟腱之間，按壓時有酸脹感。

【按摩】 大拇指指腹從上向下推按，力度較重，左右兩穴各推按 1 ～ 3 分鐘。

【主治】 腿軟無力及小腿內側疼痛。

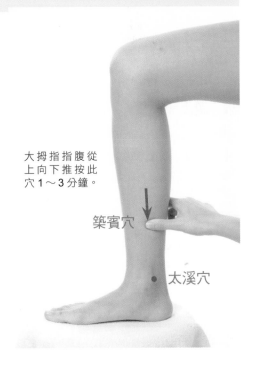

大拇指指腹從上向下推按此穴 1 ～ 3 分鐘。

築賓穴

太溪穴

養腎功效 築賓穴屬足少陰腎經，意指足三陰經氣血混合重組後的涼濕水氣由此交於腎經。築賓穴具有清熱利濕、化痰安神、活血化淤、理氣止痛的功效，是補腎排毒不可或缺的穴位。

大鐘穴：既補腎氣又壯膽氣的妙穴

【取穴】 正坐或垂足，與內踝下緣取平，靠跟腱前緣凹陷處即是。

【按摩】 用大拇指指腹按壓，力度適中，左右穴各按壓 1 ～ 3 分鐘。

【主治】 咽喉腫痛、腰脊強痛。

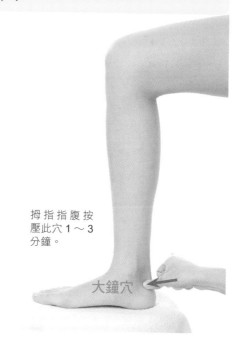

拇指指腹按壓此穴 1 ～ 3 分鐘。

大鐘穴

養腎功效 大鐘穴為腎經絡穴，具有調節腎臟和膀胱的作用，還可以緩解恐懼和失聲之症。恐懼是腎上疾病之一，失聲也是腎氣不足或腎陰不足引起的，因此刺激大鐘穴既可補腎氣又可壯膽氣。

腰陽關穴：治療夜尿頻繁的補腎穴位

【取穴】 先摸及兩胯骨骼嵴最高點，平行兩個最高點的脊椎，其棘突下凹陷處即是。

【艾灸】 用艾條溫和灸此穴 5 ～ 20 分鐘，每天 1 次。

【主治】 腰骶痛、下肢痿痹、遺精、陽痿、月經不調。

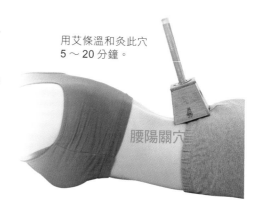

用艾條溫和灸此穴 5 ～ 20 分鐘。

腰陽關穴

養腎功效 腰陽關穴屬督脈，督脈為陽，如腰之機關，是陽氣通行的關隘。此穴是專門治療腰部疾病的穴位，經常按揉刺激，可治療月經不調、小便夜頻、腰脊冷痛、遺精、陽痿等因腎虛引起的病症。

尺澤穴：最好的補腎合穴

【取穴】 在肘橫紋中，肱二頭肌腱橈側凹陷處，取穴時，屈肘，取肘橫紋中間位置。

【按摩】 用拇指按揉對側尺澤穴，以感覺酸脹為佳，每次 2 分鐘，每天 3 次。

【主治】 氣管炎、咳嗽、咳血、過敏、濕疹、膝關節疼痛。

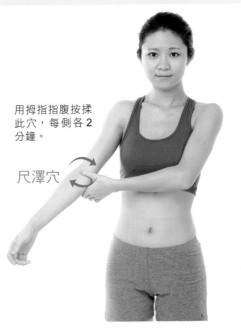

用拇指指腹按揉此穴，每側各 2 分鐘。

尺澤穴

養腎功效 尺澤穴屬手太陰肺經，為肺經合穴，屬性為水。水足則木旺，肺氣足則腎氣旺，因此通過降肺氣而補腎，最適合上實下虛的人，如腎虛型高血壓患者。

腰眼穴：強腰健腎的關鍵穴

【取穴】 俯臥，兩側髂嵴水平線與脊柱交點旁開 3.5 寸凹陷處即是。

【按摩】 用拇指指腹按揉雙側腰眼穴，每側各 3 ～ 5 分鐘。

【主治】 睪丸炎、遺尿、腎炎、腰肌勞損。

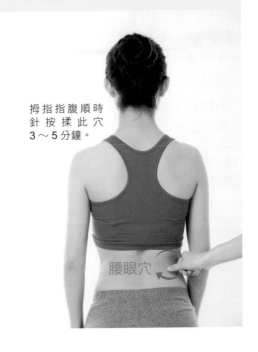

拇指指腹順時針按揉此穴 3 ～ 5 分鐘。

腰眼穴

養腎功效 腰眼穴居「帶脈」之中，為腎臟所在部位。腎喜溫惡寒，經常按摩此腰眼穴，能溫熙腎陽、暢達氣血。按摩腰眼穴對慢性腰肌勞損、急性腰扭傷、椎間盤突出症也有一定緩解作用。

至陽穴：補腎陽的最佳穴位

【取穴】 兩側肩胛骨下角連線與後正中線相交處椎體，下緣凹陷處即是。

【按摩】 用大拇指指腹以順時針方向按揉背部至陽穴，力度可適當加強一點。

【主治】 胸脅脹痛、黃疸、腰脊疼痛、脊強。

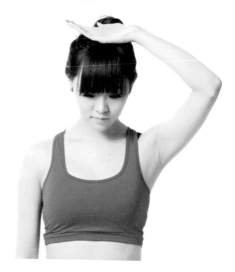

拇指指腹順時針按揉此穴，力度可稍重。

至陽穴

養腎功效 本穴與橫膈平，經氣自此從膈下的陽中之陰到達陽中之陽。至陽，意即到了此穴，陽氣就達到了一個頂點，所以因腎陽虛而引起的腰膝酸軟、水腫、陽痿、宮寒不孕等，按摩這個穴位效果極好。

百會穴：昇陽固腎，振奮陽氣

【取穴】 正坐，兩耳尖與頭正中線相交處，按壓有凹陷處即是。

【按摩】 睡前端坐，用手掌來回摩擦百會穴至發熱，每次 108 下。

【主治】 中風、驚悸、頭痛、頭暈、失眠、健忘、耳鳴、眩暈、脫肛。

用手掌來回摩擦此穴至發熱。

養腎功效 百會穴位於頭頂正中央，有「三陽五會」之稱，是足三陽經、肝經和督脈等多經交會處，也是人體陽氣會聚的地方。常按百會穴有開竅醒腦、昇陽固脫、振奮陽氣、輕身延年等功效。

身體按摩也是養腎大法

按摩頭部：按揉小動作，補腎大功效

　　大腦是人體的 CPU，控制和調節著人的語言、思維和行為。中醫上，頭部是人體諸多經絡的會聚點，上面分布著多個重要穴位，經常按揉頭部，能提神健腦、填精益髓，增強記憶力，還能緩解心悸失眠、心煩焦慮、神經衰弱等症，而且不受時間、空間限制，隨時隨地都可以進行。

按揉頭部可以用以下方法

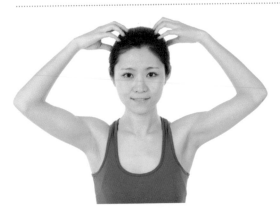

手掌推　雙手搓熱，用兩手由左往右、由輕到重反覆推摩前額，能強腎醒腦、明目解乏，還有美容的功效。

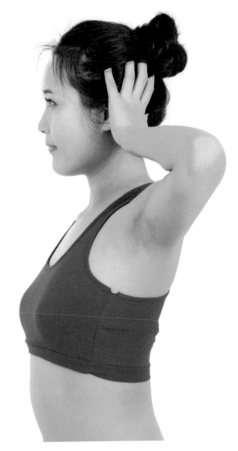

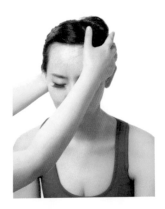

手指扣　雙手十指分開，用指端反覆輕輕叩擊頭皮，逐漸增強力度，促進頭皮血液循環。

手指壓　雙手十指分開，用指腹輕輕按壓頭皮，以微微感到發熱為宜，促進頭皮血管擴張的同時，護髮又健腦。

按揉背部：強腰固腎效果好

很多人都有這種體會，在電腦前工作久了腰酸背痛，站起來活動活動，捶捶腰捏捏背，酸痛的感覺就會減輕很多，實際這就是在無意中刺激了背部的經絡穴位獲得的保健功效。在人體的脊柱兩側分布著很多經絡和穴位，經過按摩刺激這些地方，就能舒經活絡，促進氣血運行，從而平衡身體的各個器官，提高免疫力，祛病強身。

按揉背部時，患者需俯臥，按摩者可用以下方法

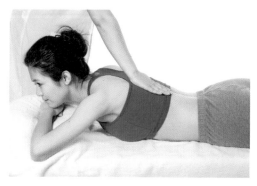

直推背部 按摩者雙掌沿患者背腰部膀胱經第一、二條線自上而下直推至腰骶部，反覆 3 ～ 5 次。

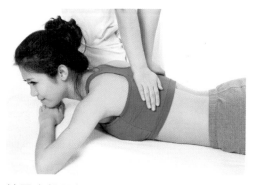

按壓脊柱兩側 按摩者以雙手拇指指端或掌根放在患者背部膀胱經上，自上而下反覆按壓 3 ～ 5 遍。

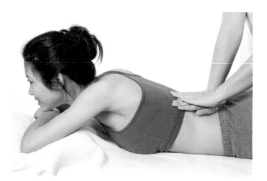

掌揉背腰部 按摩者雙掌重疊，自上而下按揉患者脊柱兩側肌肉 3 ～ 5 遍，注意手法圓潤、連貫，力量適度。

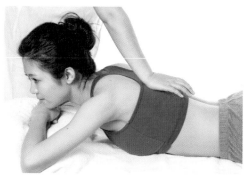

按揉腎俞穴 按摩者將雙手拇指指端放於兩側腎俞穴（P203），同時用力按揉半分鐘，然後以掌根或大魚際在腎俞穴搓揉，如此反覆兩三遍，使背部有溫熱滲透之感。

按摩腰椎：「性福」不請自來

腰椎上有命門、腎俞等強腎補腎的重要穴位，經常按摩腰椎能夠祛腐化瘀，恢復腰部肌肉組織的韌性與活力，消除疲勞酸脹，能溫經散寒、通經活絡、補益腎氣。其中，命門穴還有增進性慾，改善性冷淡的功效，經常按摩能夠延緩衰老，推遲更年期。

常用的腰椎按摩方法

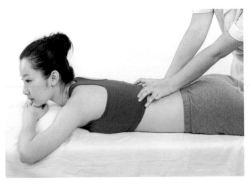

掌根按揉　掌根置於腰椎脊中線兩側，沿兩側腰背肌肉上下做迴旋按揉。

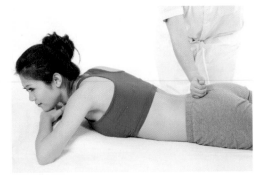

握拳滾動　手握空拳，沿腰椎兩側膀胱經或在疼痛點反覆輕柔滾動，再逐漸移動到臀部、腿部肌肉。

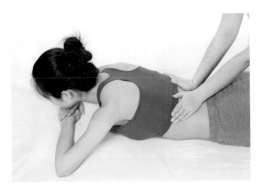

手指按壓　以手指尖端在腰脊兩側肌肉、穴位上輕輕點壓。

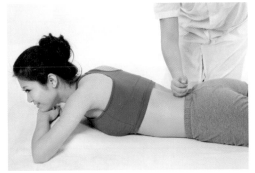

握拳叩擊　手握空拳，在腰椎、腎臟所在位置反覆輕柔緩慢地敲擊。

按摩下腹：超簡便的「回春術」

　　人的下腹部有許多重要的穴位，氣海、關元等人體重要穴位都位於下腹，所以中醫上針對下腹部有「五臟六腑之宮城，陰陽氣血之發源」的說法。經常按摩下腹部，能發揮滋養腎精、固本培陽、有效治療腎虛的作用，同時能夠有效促進脾胃的消化和吸收，促進腸道的蠕動，預防和消除便祕，是簡便又實惠的「回春之術」。

按摩下腹部需要注意

按摩時間　按摩應選擇睡覺之前或早晨起床後進行，剛吃過飯或過分飢餓的時候不宜按揉。

按摩禁忌　腹內有炎症或有外傷感染的時候，不能進行按揉以免炎症擴散。按摩過程中出現腸鳴、飢餓感都屬正常，不必驚慌。

按摩手法　排便，淨手後，仰臥，放鬆全身，調整呼吸，將雙手疊放於下腹部，手心對著肚臍，先後按照順時針、逆時針各輕揉 30 次，力度以腹部感到溫熱為適。

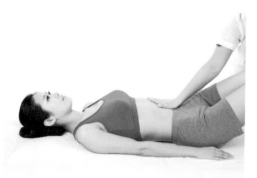 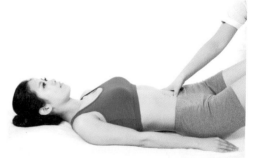

按揉腹部　手心對著肚臍，用掌根微微用力，先後按照順時針、逆時針各輕揉 30 次。

點按氣海穴　按揉後，可以用拇指按壓幾下氣海穴。

暖腹部　仰臥，放鬆全身，搓熱雙手，用手掌裡的熱度捂暖腹部。手涼後，再次搓熱，如此重複，暖 10 分鐘。

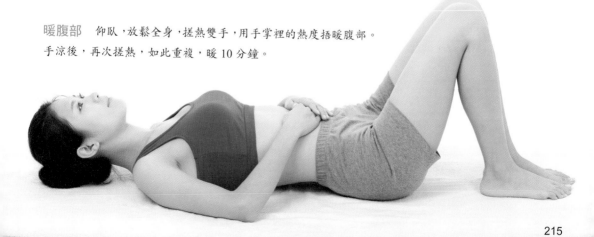

其他養腎方法

藥浴熏蒸：調養全身腎無憂

　　藥浴即用藥洗浴，是中醫常用的外用治病方法，通常又包括熏蒸、沐浴、擦洗等多種形式，藥浴熏蒸是通過將藥物加熱或煎煮沸騰後產生的熱氣熏蒸患處，從而達到治療疾病的目的。一些患有急慢性腎病的患者，由於腎臟功能受損而不能及時行使腎臟的排毒功能，致使有害物質在體內積累而進一步加劇病情，在藥物熏蒸過程中，毛孔張開能更好地吸收藥物，而且熏蒸過程中伴隨大量的出汗更有利於排毒、消水腫，從而減輕腎臟負擔，不僅方法簡便而且療效直接，輕鬆發揮活血通脈、舒經活絡、提高免疫力、增強腎臟功能的效果。

　　藥物熏蒸分為「全身熏蒸」和「局部熏蒸」。

具體方法如下

1 通過中醫的辯證治療，針對不同病症選擇不同的中藥方劑。

2 將藥物包好加水煎煮取汁，或直接裝袋包裹後放在浴盆內。

3 可先熏後浴，也可以待溫度合適後直接沐浴。

4 年老體弱、心血管疾病患者、肺功能不全者應謹慎進行藥浴熏蒸，以免發生意外。

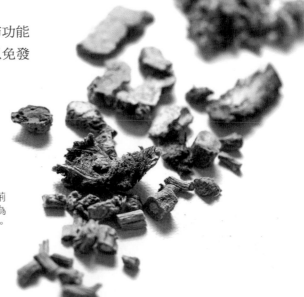

肉桂、生薑、荊芥、山茱萸為藥浴常用中藥。

養腎護腎中藥藥浴方

■ 肉附芍參方

【處方】 肉桂、附子、赤芍、人參、丁香、山茱萸、淫羊藿、巴戟天、蘆巴子、蛇床子、金櫻子、透骨草、大青鹽、韭菜子各適量。

【用法】 將藥物放入鍋中，加水煮沸20分鐘，放至溫熱後，用部分藥液熏洗陰部，然後加水浴身。

【功效】 此方可溫腎壯陽，有壯陽強身、通血活絡等功效。

■ 生薑茱萸方

【處方】 生薑150克，吳茱萸100克，花椒80克，肉桂、洋蔥各50克。

【用法】 將以上藥物用紗布包裹，放入熱水浴缸30分鐘後，進入浴缸洗浴20分鐘，每日1次。或將以上藥物加水煎成藥液，放入36℃～40℃的浴水中，在浴水中浸泡20分鐘。

【功效】 適用於因腎虛引起的腰痛、腿膝無力等症。

■ 薄荷荊芥方

【處方】 薄荷、荊芥各100克，黃連、肉桂各30克。

【用法】 將以上藥物用紗布包裹，紮口，放入浴缸，沖入熱水，待水溫適宜後即可入浴。或將藥物煎成藥液，放入浴水中淋浴。

【功效】 用此方沐浴，可鎮靜除煩，促進睡眠，尤其適合因腎虛引起的失眠、煩躁等症。

■ 麻薑方

【處方】 麻椒20克，生薑10克。

【用法】 將藥物放入鍋中，加清水1,000毫升，煮沸20分鐘，放至溫熱，浸泡陰莖30分鐘，可同時用拇指、食指、中指垂直擠壓陰莖龜頭30次，使陰莖脹大。每週3次。

【功效】 此方可延長陰莖的勃起時間，提高控制射精的能力。

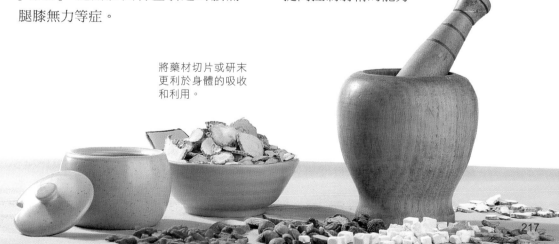

將藥材切片或研末更利於身體的吸收和利用。

中藥泡腳：健腎之道始於「足」下

因為人體的五臟六腑在腳底都有相應的反射區，經常泡腳能夠刺激腳上的很多穴位和經絡，發揮滋補元氣、強腎固腎的功效。中藥泡腳實為藥物洗浴的一部分，是通過把藥物放入泡腳水中，通過皮膚吸收直接進入人體循環的方法。

常用步驟如下

1 通過中醫的辯證治療，選擇針對自身病症的中藥。

2 將中藥加水煎煮取液或直接放入泡腳水中，水溫 40℃ 左右，過涼或過燙效果都不好，水量最好沒過腳踝。

3 將雙腳放入水中，浸泡幾分鐘後用手加以按摩揉搓，針對湧泉、太溪、然谷等重要穴位可有意識加重力度。

4 邊洗邊加熱水以維持溫度恆定，還可以在盆中放一些小球，用雙腳滾動小球來按摩腳底。

5 泡腳時間不宜過長，以 20 ~ 30 分鐘為宜，至後背微微出汗，身體微熱時效果最佳。

6 泡腳最好在睡前進行，洗完立刻上床睡覺，更加有利腎氣生發，有利健康。

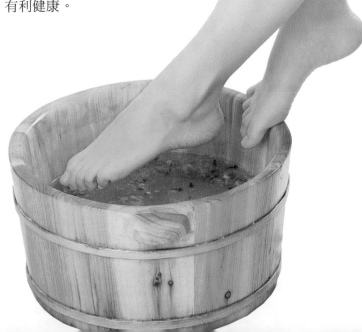

每天用中藥泡腳可強腎固腎，泡腳水量以沒過腳踝為宜。

養腎護腎中藥泡腳方

■ 花椒桂皮方

【處方】 花椒、桂皮各 15 克。

【用法】 將花椒、桂皮一起加水煎取汁液，對入泡腳水中泡腳。每天 1 次，每次 20 ～ 30 分鐘。

【功效】 以此方泡腳，可溫陽補腎，對因腎虛引起的水腫有很好的緩解作用。

■ 鹽水方

【處方】 鹽適量。

【用法】 將鹽倒入桶中，加入熱水，待鹽溶解，水溫降至 40℃時，將雙腳浸入水中。每天 1 次，每次浸泡 20 ～ 30 分鐘。

【功效】 此方泡腳，可促進血液循環，有補腎、抗衰老的功效。

■ 巴戟蓯蓉方

【處方】 巴戟、蓯蓉、杜仲、懷牛膝各 30 克。

【用法】 將以上藥材一起加水煎取汁液，對入泡腳水中泡腳。每天 1 次，每次 20 ～ 30 分鐘。

【功效】 此方適用於腰膝冷痛、四肢冰冷或小便清長、夜眠不安等腎陽虛症狀。

■ 當歸赤芍方

【處方】 當歸、赤芍、紅花、川斷各 20 克。

【用法】 將以上幾種藥材一起水煎取汁，對入泡腳水中泡腳。每天 1 次，每次 20 ～ 30 分鐘。

【功效】 以此方泡腳，可活血補腎、溫腎壯陽。

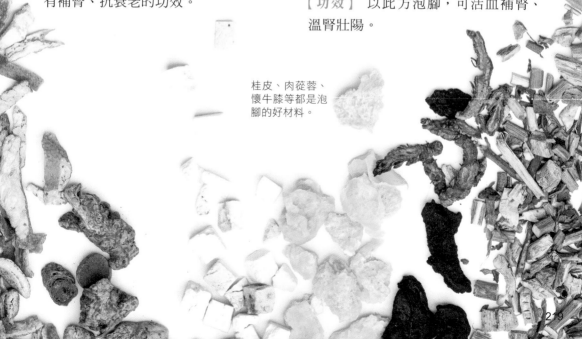

桂皮、肉蓯蓉、懷牛膝等都是泡腳的好材料。

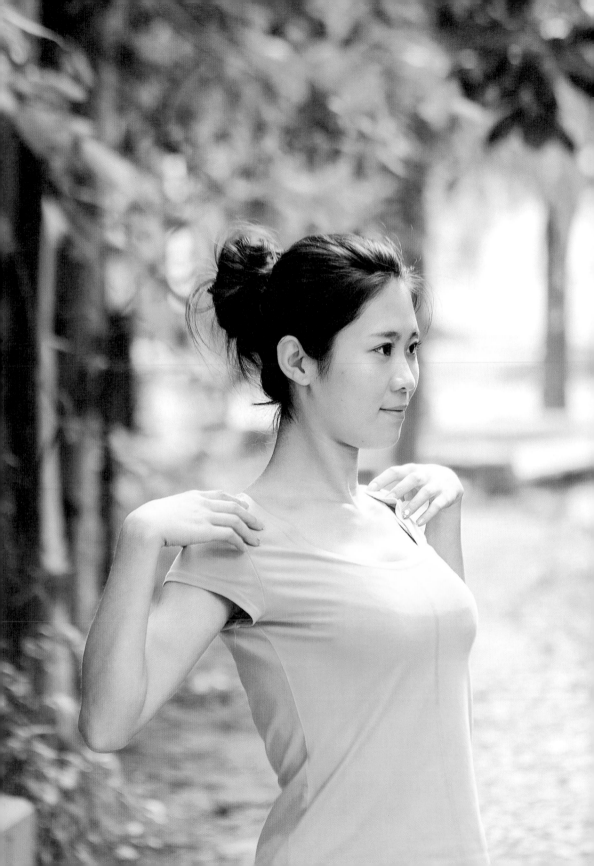

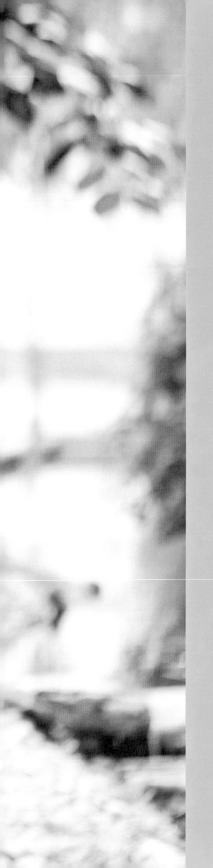

第八章

強腎運動這樣做

一個簡單的小動作，實則蘊含著養生的大道理，從生活中出發，你會發現養生其實不需要大費周章，只要做些小運動，就能強腎又強身。

踢毽子：有助腎氣的兒時遊戲

踢毽子是一項歷史悠久的健身運動，不僅是我們兒時記憶中的遊戲，也被越來越多的人作為健身強腎的運動之一。因為踢毽子能夠促進人體氣血舒暢，加快新陳代謝速率，從而使腎氣充盈，腎臟功能能得到改善。老人、兒童常踢毽子，能增強體質，提高免疫力，上班族踢毽子，能舒經活絡，緩解腰背疼痛、頸椎病、痔瘡、便祕等職業病。

盤腿踢毽子

① 一腿站立，支撐身體，另一腿膝關節向外張。
② 向內、向上擺動小腿，用踝關節內側踢毽子。
③ 等毽子落到膝蓋以上位置時，抬腳再次踢起，可單腳持續踢，也可雙腳輪流踢。

拐腿踢毽子

① 一腿站立，支撐身體，另一側大腿放鬆。
② 小腿發力向身體後斜上方擺動，用踝關節外側踢毽子。
③ 當毽子距離身體較遠時，可抬起大腿去接毽子並踢出去。

注意事項

① 不宜在飯前或飯後進行，以防腸胃不適。
② 應選擇平整開闊的場地，舒適寬鬆的鞋服，避免摔倒。
③ 開始的時候運動幅度不宜過大，速度、力度應循序漸進，避免肌肉損傷。

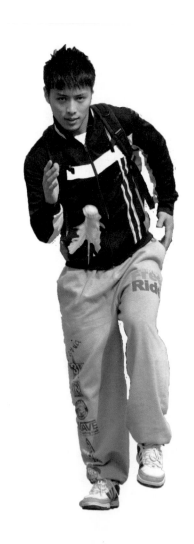

勤梳頭：補腎固澀，延年益壽

　　勤梳頭，實際也是對頭部和大腦的一種按摩，無論是用手指還是用梳子，經常梳頭都能疏通經絡、祛風散寒，增加頭皮及顱內的供血量，改善血液循環，從而使腎精得固，頭髮得養，有助於減緩大腦老化，解除疲勞。梳頭時要注意選擇齒端稍鈍偏圓，齒間距較大、排列整齊的梳子，以免損傷頭髮和頭皮。

梳子梳頭法

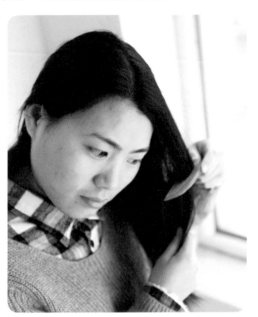

❶ 每天早、中、晚各梳頭 1 次，力度適中，頭皮各部位全部梳理一遍，每次兩三分鐘。

❷ 梳頭後，再用梳齒輕輕叩擊頭皮 3 ～ 5 分鐘，之後再梳一遍。

養腎功效 此法可促進血液循環，改善腎虛症狀。

十指梳頭法

❶ 每天早、中、晚各梳頭 1 次，用手指代替梳子，雙手十指叉開，從前額正中開始，由前向後梳。

❷ 向兩側梳，將兩鬢、額角、耳後的髮際均勻反覆梳通，梳到感覺頭皮發熱、頭腦舒適為止。

養腎功效 此法可有效改善大腦的血液供給，防治少白頭。

正確的梳頭方法

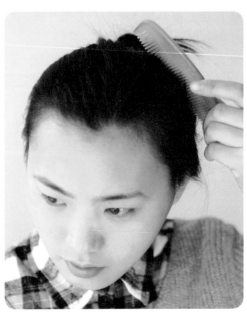

❶ 由下往上，先梳開髮梢。

❷ 逐漸往上梳開頭髮的其餘部分，至沒有打結的地方。

❸ 再反向由前額向後梳理，力度以緊挨頭皮但沒有疼痛為宜，每天早晚反覆梳理數遍，即可輕鬆達到保健養生的功效。

踮腳：強腎消百病

　　踮起腳尖，看似是一個簡單的小動作，實則蘊含著養生大道理，踮腳運動能活動背部的膀胱經、腎經，促進下肢血液循環，活動四肢和脖頸，增強腎臟功能的同時又能保護大腦。據說，日本的男性小便池都設計得比較高，這樣就能讓男性在小便的時候有意識地踮腳，從而強腎護腎，達到養生的目的。

踮腳小便法

❶ 男性小便時，提起後腳跟，踮起腳尖，
　 10 個腳趾用力抓地，兩腿併攏，提肛
　 收腹，肩向下沉。每天五、六次，持
　 續半年左右。

❷ 女性坐蹲小便時，在蹲坐的同時，將
　 大腳趾和第二腳趾用力抓地，踮一踮，
　 抖一抖。一天五、六次，持續半年
　 左右。

養腎功效 踮腳小便能補腎益陽、強腎助性，輔助治療前列腺炎疾病。

踮腳走路法

❶ 選擇一段乾燥、安全的平地，穿上舒
　 適的平底鞋、運動鞋或防滑鞋。

❷ 背部挺直，前胸展開，儘量提臀，足
　 跟提起，用前腳掌走路百步左右。

養腎功效 經常踮腳走路能促進四肢血液循環，溫補腎陽、祛病強身。

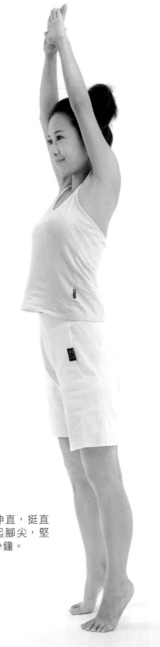

雙臂向上伸直，挺直
腰背，踮起腳尖，堅
持 3 ～ 5 分鐘。

金雞獨立:「立竿見影」治腎虛

養護腎臟,中醫裡有很多絕活,金雞獨立法則是其中一個立竿見影的補腎良方。中醫認為,金雞獨立之法可以使意念集中,將人體的氣血引向足底,因此對於腎虛腰痛、足跟痛、小腦萎縮等都有立竿見影的療效。

金雞獨立的操作方法

1. 兩眼微閉,兩手自然垂放於身體兩側。
2. 任意抬起一隻腳,用另外一隻腳站立,試試能站幾分鐘。注意,此時不能將眼睛睜開。

閉上眼睛進行金雞獨立,就調動了大腦神經來對身體的各個器官的平衡進行調節。人的腳上有六條重要的經絡通過,通過腳的調節,虛弱的經絡就會感到酸痛,同時也得到了鍛鍊,而這些經絡對應的臟腑和循環的部位也就得到了調節。

另外,閉上眼睛練習金雞獨立,要保持平衡就必須專注,心意專注於腳底,就是抱元守一的一種方式。如此,心便不再散亂虛躁。金雞獨立的妙處在於:如果不放鬆根本就站不穩,隨著站穩的技巧被漸漸掌握,無意之中,心性就變得清淨專一,久而成習,一個人平時的心境也會慢慢變得空明淡定。

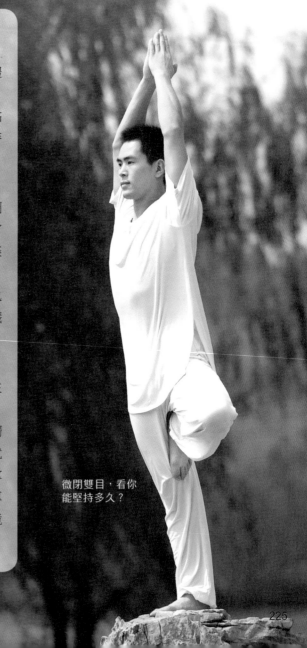

微閉雙目,看你能堅持多久?

慢跑、騎車：健身養腎兩不誤

　　眾所周知，慢跑、騎車能減肥，其實慢跑和騎車等有氧運動，不僅能鍛鍊肌肉、塑造健美曲線，還能增強心肺功能，促進血液循環、補腎昇陽。

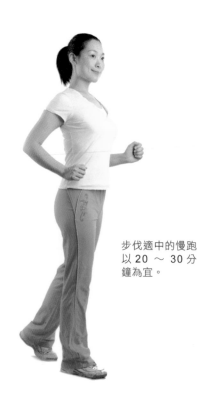

步伐適中的慢跑以 20 ～ 30 分鐘為宜。

慢跑養腎法

❶ 穿上舒適柔軟的鞋子，選擇路面平整安全、空氣清新的場地。

❷ 配合呼吸，步伐適中地慢跑 20 ～ 30 分鐘，速度以不妨礙呼吸為度。

養腎功效 經常慢跑能促進血液循環，延緩衰老，輔助治療腎虛。

騎車要選擇空氣清新的公園附近。

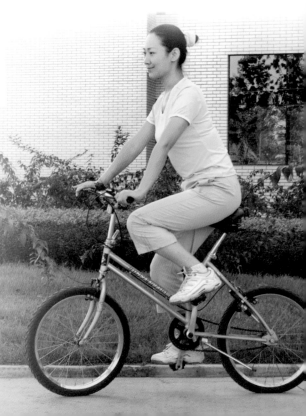

騎車養腎法

❶ 選擇合適的場地和自行車，保持正確的騎車姿勢，把握好節奏。

❷ 保持呼吸均勻，勻速不間斷騎車 30 分鐘。

❸ 騎車時，放鬆一點，節奏慢一點。騎車過程中，切記做鼓勁憋氣、快速旋轉、用力劇烈和深度低頭的動作。

養腎功效 能夠改善心肺功能，鍛鍊腿部肌肉和大腦平衡，強腎護腎。

力量蹲：每天持續，成就不老神話

　　力量蹲是一種鍛鍊腿部肌肉的有氧運動，經常做這項運動能促進心肺血液循環，有利氣血生化，從而補益腎臟，益壽延年。

　　在做力量蹲之前，要先進行熱身運動，具體如下：

　　在房間內來回走上幾分鐘，讓全身的血液循環起來；接下來是 1 分鐘的高抬腿運動，要將膝蓋抬到腰部；再接下來，是 1 分鐘的轉身運動，此時要雙腳打開與肩同寬，上半身左右來回轉動，但動作幅度不要太大，以免扭傷腰肌腰椎。

常見力量蹲方法

休息蹲　鍛鍊者在看書、讀報、聽音樂等休閒時刻，挺直腰背蹲下，下肢併攏或分開，手臂抱於前胸或自然下垂，循序漸進，每次堅持 10 分鐘。

勞動蹲　鍛鍊者在摘菜、洗衣等日常下蹲勞動中，下肢自然分開，膝蓋貼近胸口，雙手繞膝而做。

雙人蹲　練習者雙腳併攏、背靠背而站，緩緩蹲下，背部始終緊靠，雙手向前平舉，練習時間逐漸延長。

養腎功效　力量蹲能鍛鍊全身特別是腰背肌肉，改善血液循環，輔助治療腎虛導致的腰背酸軟，全身無力等症。

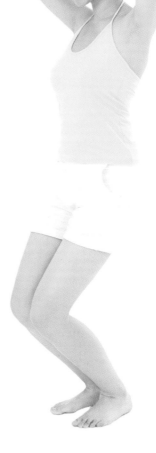

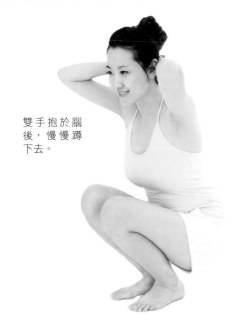

雙手抱於腦後，慢慢蹲下去。

站起時，雙腿緩慢施力，同時挺直腰背。

光腳走路：保持腎臟健康

　　光腳走路之所以能夠養護腎臟，原因之一就是能讓身體與大地融為一體，用地氣來補養腎臟之氣，讓人充分「接地氣」。此外，光腳走路還能很好地按摩腳底穴位和反射區，從而發揮補腎養腎的功效。

　　光腳走路，最好在家裡走，一是家裡乾淨，二是家裡地面平坦，不會傷到腳。當然，如果條件允許，可以選擇乾淨的草地或者鵝卵石地面進行光腳走路的練習，效果會更好。

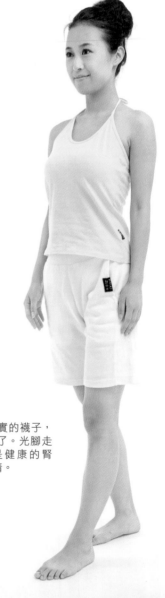

　　除光著腳丫在平整的地面散步行走外，這裡還有幾種特殊的光腳護腎小妙招：

❶ 光腳滾網球：把網球放在腳底，從腳趾到足跟緩慢滾動按摩兩三分鐘，就能舒緩背部肌肉緊張和疼痛的症狀。

❷ 邊看電視邊踩黃豆：在沙發前開闢一小塊地方，鋪上黃豆，每天看電視時光腳在上面踩 15 分鐘，可達到排毒、燃脂的雙重效果。

❸ 腳趾抓地：如果胃腸功能較弱，可練習一下腳趾抓地，或者用二趾和三趾夾東西，對經絡形成刺激，持之以恆，消化不良、便祕或腹瀉等症狀將會得到改善。

脫掉笨重的鞋和厚實的襪子，腳就自由了、解放了。光腳走路，收穫的不只是健康的腎臟，還有愉悅的心情。

倒著走：最簡單的補腎秘方

　　倒走就是倒退步行，是一種新興的健身方式。與正常步行不同的是，倒走能充分活動脊椎和腰背肌，更有利於氣血循環。對於伏案工作者，倒走更能有效地消除腰背肌肉疲勞，減輕慢性腰痛的不適感，改善腎虛引起的腰酸背痛，達到健身補腎的功效。因為倒走不同於正常的習慣性步伐，所以還能鍛鍊人的協調能力和反應能力，使小腦得到訓練。

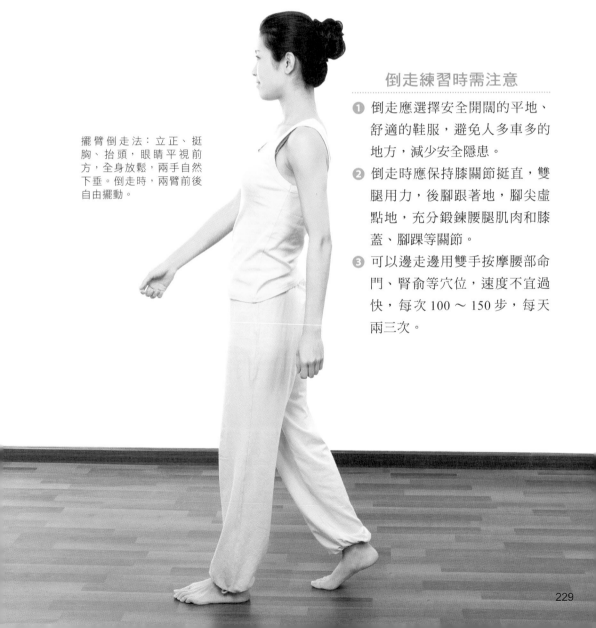

擺臂倒走法：立正、挺胸、抬頭，眼睛平視前方，全身放鬆，兩手自然下垂。倒走時，兩臂前後自由擺動。

倒走練習時需注意

❶ 倒走應選擇安全開闊的平地、舒適的鞋服，避免人多車多的地方，減少安全隱患。

❷ 倒走時應保持膝關節挺直，雙腿用力，後腳跟著地，腳尖虛點地，充分鍛鍊腰腿肌肉和膝蓋、腳踝等關節。

❸ 可以邊走邊用雙手按摩腰部命門、腎俞等穴位，速度不宜過快，每次 100 ～ 150 步，每天兩三次。

學動物爬：讓腎氣充盈

平時，人總是處於立位，鍛鍊時適當採用一些與平時不一樣的運動方法，對腎臟有很好的補益功效。比如模仿動物在地上爬行，就是一種可使全身都得到鍛鍊的保健運動。學動物爬，可以調理腎氣、疏通筋骨、提升腎陽。

學動物爬的幾種方法

① 雙手雙腳著地，眼睛看著前方，匍匐向前爬行。

② 跪在地上，雙手和雙肘按地，向前爬行。

③ 左手與右手、左腳與右腳輪流交叉伏地而行，
即手腳著地，但是身體懸空，先左手、左腳向
前，右手、右腳隨後跟上。

剛開始練習時，速度可以慢一些，但經過一段時間的鍛鍊後，速度可以加快，持續時間由距離決定，少則兩三分鐘，多至 30 分鐘。可在練習場地鋪上地墊，並戴上手套護膝。

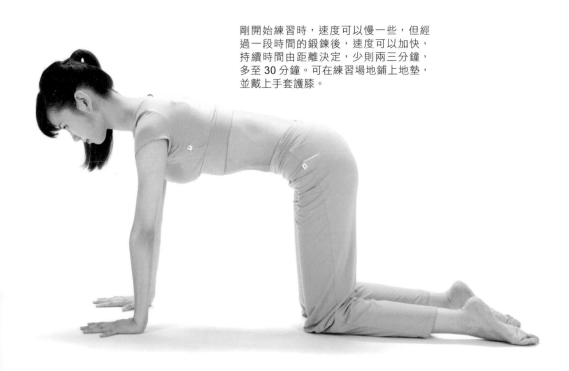

仰臥起坐：護腎又壯陽

　　很多女性喜歡做仰臥起坐來減「小肚子」，其實仰臥起坐不僅能有效地消除腹部贅肉，還是一項有效鍛鍊腰腹部肌肉和腎臟的運動，在做此項運動的時候，腰腹部的肌肉能有規律地得到放鬆和舒展，能有效地保護腎臟，溫腎助陽。常見鍛鍊方式有以下幾種：

仰臥抬頭

❶ 平躺仰臥、放鬆身體，雙手放於頭的兩側，分別扭住雙耳。

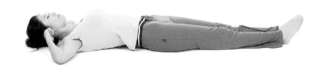

❷ 呼氣時頭儘量抬起，堅持兩三秒後，吸氣，緩緩落下。每次重複 15 次。

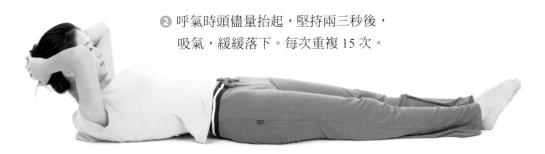

仰臥起坐

❶ 平躺仰臥、放鬆身體，雙手放於身體兩側。

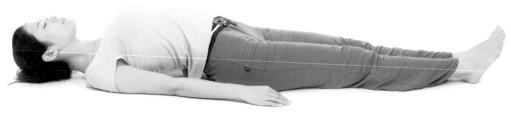

❷ 雙手抱頭，屈膝，用腰腹的力量抬起上身，使上身貼緊大腿，慢慢放鬆身體，恢復平躺狀態。如此反覆。

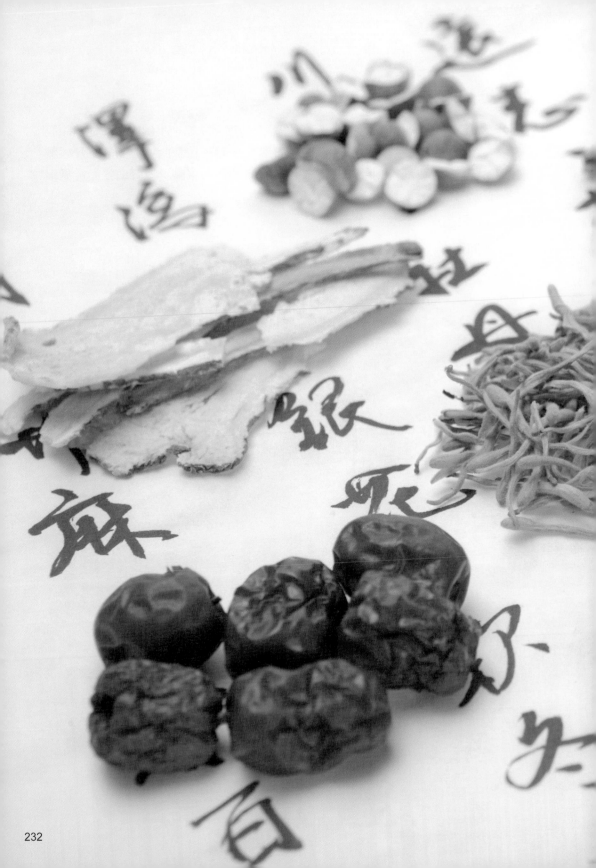

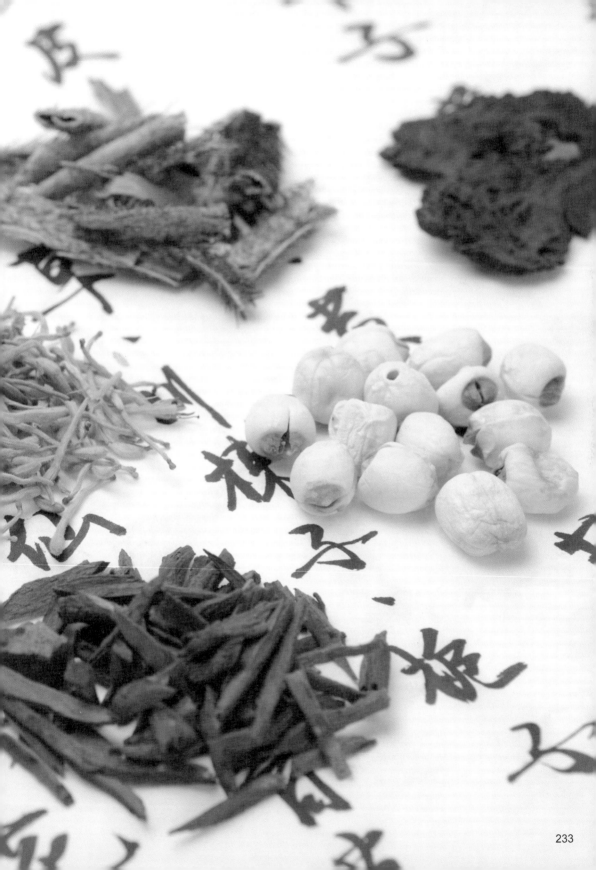

附錄：最養腎的老偏方

偏方 1　海參粥

【配方】

水發海參 50 克，白米 100 克。

【做法】海參切碎；白米洗淨。將海參和白米同煮成粥即可。

【功效】

補腎益精、滋陰補血，適用於腎虛陰虧所致的腰膝酸軟、失眠、盜汗等。

偏方 2　炒核桃仁

【配方】

核桃仁適量。

【做法】核桃仁在鍋中炒香。每次取 10 克隨意嚼食。

【功效】　補腎溫肺、潤腸通便，適用於腎虛腰痛或虛寒咳喘及便祕者。

偏方 3　六神湯

【配方】

蓮房、乾葛、枇杷葉、甘草、瓜蔞根、黃耆各 60 克。

【做法】將以上藥研成粗末，水煎，去渣取汁。空腹服用，每次 12 克，每日 2 次。

【功效】

具有健脾益氣、清熱止渴的作用，常用於治療腎氣不足、腎陰虧損引起的口乾舌燥、形體消瘦、氣短懶言等症。

偏方 4　川芎黃耆湯

【配方】

敗醬草、益母草各 15 克，黃耆、川芎各 30 克。

【做法】

將以上藥用水浸泡半小時後，大火煮沸，轉小火煮 20 分鐘，即為頭煎藥，再如法煎煮為二煎藥。將頭煎藥和二煎藥混合，分兩三份，飯後半小時溫熱服用。每日 1 劑。60 天為 1 個療程。

【功效】

川芎活血行氣開郁；益母草活血化瘀、利水消腫；黃耆益氣健脾、升陽行水。常用於現代醫學的慢性腎小球腎炎的治療。

偏方 5　三金湯

【配方】

金錢草、海金沙、雞內金、石韋、冬葵子、瞿麥各 12 克。

【做法】

將以上藥用水浸泡半小時後大火煮沸，轉小火煮 20 分鐘，即為頭煎藥，再如法煎煮為二煎藥。將頭煎藥和二煎藥混合，分兩三份，飯後半小時溫熱服用。每日 1 劑。

【功效】

具有清熱利尿、通淋排石的作用，常用於治療屬下焦濕熱型尿路結石。

偏方 6　薏仁酒

【配方】

薏仁 60 克，白酒 500 毫升。

【做法】

薏仁洗淨，晾乾，裝入紗布袋內，紮緊口，放入酒罐中，密封浸泡 7 日即可飲用。

【功效】

主要用於下焦濕熱型腎結石，症見腰腹絞痛、尿頻、尿痛的患者。

偏方 7　黑芝麻桑葚黃精粉

【配方】

黑芝麻、桑葚、黃精各 80 克，白糖適量。

【做法】

將以上藥材研成粉狀，加白糖溫水沖服。每日 2 次，每次 5 克。

【功效】

適用於腎虛所致的眩暈。

偏方 8　錢草玉米鬚茶

【配方】

玉米鬚 30 克，金錢草 20 克，綠茶 5 克。

【做法】

水煎以上材料，去渣取汁，代茶飲。

【功效】

有健脾補腎、利水排石的功效，適用於腎結石。

偏方 9　肉蓯蓉粥

【配方】

肉蓯蓉 10 克，羊腰 1 個，白米 100 克。

【做法】

羊腰處理乾淨，切碎；白米洗淨。將羊腰、肉蓯蓉和白米一起煮成粥即可。

【功效】

補腎助陽、益精通便，適用於中老年人腎陽虛衰所致的腰膝冷痛、畏寒肢冷、小便頻數等。

偏方 10　補骨脂酒

【配方】

補骨脂、黃酒各適量。

【做法】

補骨脂研成細末，用黃酒調均即可。每次 6 克，每日一兩次。

【功效】

溫腎壯陽，適用於腎虛所致的腰痛患者。

偏方 11　肉桂粉

【配方】

肉桂適量。

【做法】

肉桂研成細末，溫開水送服，每次 5 克，每日 2 次。

【功效】

適用於腎陽虛腰痛、腰背酸痛、四肢發涼、性慾低下等症。

養腎補氣，你吃對了嗎？

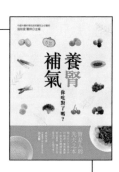

作 者	寇秋愛	
發 行 人	林敬彬	
主 編	楊安瑜	
副 主 編	黃谷光	
助 理 編 輯	杜耘希	
內 頁 編 排	詹雅卉（帛格有限公司）	
封 面 設 計	彭子馨（Lammy Design）	
編 輯 協 力	陳于雯、曾國堯	

出　　　版　大都會文化事業有限公司
發　　　行　大都會文化事業有限公司
　　　　　　11051台北市信義區基隆路一段432號4樓之9
　　　　　　讀者服務專線：（02）27235216
　　　　　　讀者服務傳真：（02）27235220
　　　　　　電子郵件信箱：metro@ms21.hinet.net
　　　　　　網　　　址：www.metrobook.com.tw

郵 政 劃 撥　14050529 大都會文化事業有限公司
出 版 日 期　2017年01月初版一刷
定　　　價　380元
I S B N　978-986-5719-91-3
書　　　號　Health⁺99

◎本書由中國輕工業出版社授權繁體字版之出版發行
◎本書如有缺頁、破損、裝訂錯誤，請寄回本公司更換

國家圖書館出版品預行編目（CIP）資料

養腎補氣，你吃對了嗎？/寇秋愛 主編 -- 初版. --
臺北市：大都會文化事業有限公司：大都會文化發
行, 2017.01
240面；17×23公分
ISBN 978-986-5719-91-3 （平裝）

1.食療 2.保健常識

418.91　　　　　　　　　　　　　　　105023609

大都會文化　讀者服務卡

書名：養腎補氣，你吃對了嗎？

謝謝您選擇了這本書！期待您的支持與建議，讓我們能有更多聯繫與互動的機會。

A. 您在何時購得本書：_____年_____月_____日

B. 您在何處購得本書：_____書店，位於_____□市、縣□

C. 您從哪裡得知本書的消息：

　　1.□書店　2.□報章雜誌　3.□電台活動　4.□網路資訊

　　5.□書籤宣傳品等　6.□親友介紹　7.□書評　8.□其他

D. 您購買本書的動機：（可複選）

　　1.□對主題或內容感興趣　2.□工作需要　3.□生活需要

　　4.□自我進修　5.□內容為流行熱門話題　6.□其他

E. 您最喜歡本書的：（可複選）

　　1.□內容題材　2.□字體大小　3.□翻譯文筆　4.□封面　5.□編排方式　6.□其他

F. 您認為本書的封面：1.□非常出色　2.□普通　3.□毫不起眼　4.□其他

G. 您認為本書的編排：1.□非常出色　2.□普通　3.□毫不起眼　4.□其他

H. 您通常以哪些方式購書：□可複選□

　　1.□逛書店　2.□書展　3.□劃撥郵購　4.□團體訂購　5.□網路購書　6.□其他

I. 您希望我們出版哪類書籍：（可複選）

　　1.□旅遊　2.□流行文化　3.□生活休閒　4.□美容保養　5.□散文小品

　　6.□科學新知　7.□藝術音樂　8.□致富理財　9.□工商企管　10.□科幻推理

　　11.□史地類　12.□勵志傳記　13.□電影小說　14.□語言學習（____語）

　　15.□幽默諧趣　16.□其他

J. 您對本書□系□的建議：

_____

K. 您對本出版社的建議：

_____

讀者小檔案

姓名：_____　性別：□男 □女　生日：____年____月____日

年齡：□20歲以下 □21～30歲 □31～40歲 □41～50歲 □51歲以上

職業：1.□學生 2.□軍公教 3.□大眾傳播 4.□服務業 5.□金融業 6.□製造業

　　　7.□資訊業 8.□自由業 9.□家管 10.□退休 11.□其他

學歷：□國小或以下 □國中 □高中／高職 □大學／大專 □研究所以上

通訊地址：_____

電話：（H）_____　（O）_____　傳真：_____

行動電話：_____　E-Mail：_____

◎謝謝您購買本書，歡迎您上大都會文化網站（www.metrobook.com.tw）登錄會員，
　或至Facebook（www.facebook.com/metrobook2）為我們按個讚，您將不定期收到
　最新的圖書訊息與電子報。

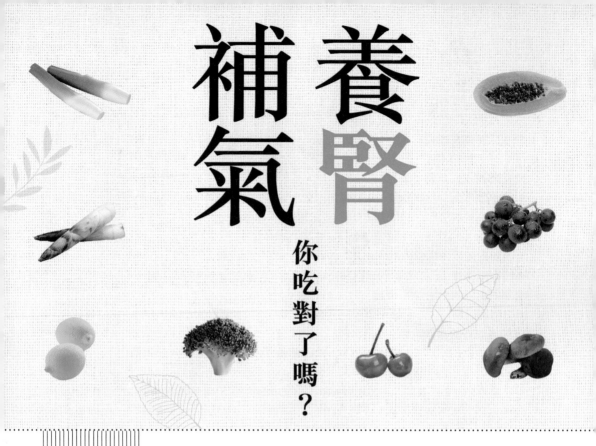

養腎補氣

你吃對了嗎？

北 區 郵 政 管 理 局
登記證北台字第9125號
免 貼 郵 票

大都會文化事業有限公司

讀 者 服 務 部　　　收

11051台北市基隆路一段432號4樓之9

寄回這張服務卡〔免貼郵票〕
您可以：
◎不定期收到最新出版訊息
◎參加各項回饋優惠活動

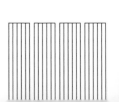

98-04-43-04

郵政劃撥儲金存款單

收款帳號	1	4	0	5	0	5	2	9

金額 新台幣（小寫）	億	仟萬	佰萬	拾萬	萬	仟	佰	拾	元

通訊欄（限與本次存款有關事項）

我要購買以下書籍

書名	單價	數量	合計

購書金額未滿600元，另加收60元國內掛號郵資或貨運專送運費。

總計數量及金額：共＿＿＿＿本，合計＿＿＿＿＿＿＿＿元

收款戶名：大都會文化事業有限公司

寄款人 □他人存款 □本戶存款

姓名：

地址：□□□－□□

電話：

主管：

經辦局收款戳

虛線內備供機器印錄用請勿填寫

◎寄款人請注意背面說明

◎本收據由電腦印錄請勿填寫

郵政劃撥儲金存款收據

收款帳號戶名

存款金額

電腦紀錄

經辦局收款戳

郵政劃撥儲存款收據
注意事項

一、本收據請妥為保管，以便日後查考。

二、如欲查詢存款入帳詳情時，請檢附本收據及已填妥之查詢函向任一郵局辦理。

三、本收據各項金額、數字係機器印製，如非機器列印或經塗改或無收款郵局收訖章者無效。

大都會文化、大旗出版社讀者請注意

一、帳號、戶名及寄款人姓名地址各欄請詳細填明，以免誤寄；抵付票據之存款，務請於交換前一天存入。

二、本存款單金額之幣別為新台幣，每筆存款至少須在新台幣十五元以上，且限填至元位為止。

三、倘金額塗改時請更換存款單重新填寫。

四、本存款單不得黏貼或附寄任何文件。

五、本存款金額業經電腦影響機處理後，請勿申請撤回。

六、本存款單備供電腦影響機處理，請以正楷工整書寫並請勿折疊。帳戶如需自印存款單，各欄文字及規格必須與本單完全相符；如有不符，各局應婉請寄款人更換郵局印製之存款單填寫，以利處理。

七、本存款單帳號與金額欄請以阿拉伯數字書寫。

八、帳戶本人在「付款局」所在直轄市或縣(市)以外之行政區域存款，需由帳戶內扣收手續費。

如果您在存款上有任何問題，歡迎您來電洽詢

讀者服務專線：(02)2723-5216(代表線)

為您服務時間：09：00～18：00(週一至週五)

大都會文化事業有限公司　讀者服務部

交易代號：0501、0502 現金存款　0503票據存款　2212 劃撥票據託收